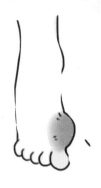

止痛降尿酸

一本就够

俞雨生 / 编著

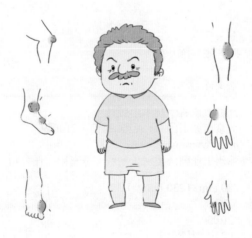

江苏凤凰科学技术出版社 · 南京

图书在版编目（CIP）数据

止痛降尿酸一本就够 / 俞雨生编著 .— 南京：江苏凤凰科学技术出版社，2023.03
（汉竹·健康爱家系列）
ISBN 978-7-5713-2536-7

Ⅰ.①止… Ⅱ.①俞… Ⅲ.①痛风 – 防治 Ⅳ.① R589.7

中国版本图书馆 CIP 数据核字（2021）第 229894号

中国健康生活图书实力品牌

止痛降尿酸一本就够

编　　　著	俞雨生
主　　　编	汉竹
责 任 编 辑	刘玉锋
特 邀 编 辑	陈岑　陈旻
责 任 校 对	仲敏
责 任 监 制	刘文洋

出 版 发 行	江苏凤凰科学技术出版社
出版社地址	南京市湖南路 1号 A 楼，邮编：210009
出版社网址	http://www.pspress.cn
印　　　刷	苏州工业园区美柯乐制版印务有限责任公司

开　　　本	880 mm×1 230 mm　1/32
印　　　张	5.75
字　　　数	120 000
版　　　次	2023年3月第1版
印　　　次	2023年3月第1次印刷

标 准 书 号	ISBN 978-7-5713-2536-7
定　　　价	39.80元

图书如有印装质量问题,可向我社印务部调换。

推荐序

当前，高尿酸血症与高血压、高血脂、高血糖成为影响我国人民健康的"四高"。高尿酸血症对人体健康的影响不仅仅是诱发痛风这么简单。尿酸是一种炎性介质，可以到处结晶沉积。高尿酸血症长期持续会引起血管内膜增厚以及全身各重要脏器慢性炎症反应，加速器官老化及功能减退。所以，积极预防高尿酸血症，有效控制尿酸水平是预防多种慢性心脑血管疾病及肾功能损害的核心环节。

党和政府一直高度重视人民健康，将"提升全民健康素养，营造全民健康环境和氛围"列入"健康中国"总体战略中。而"无病早防，有病早治"是广大人民对自身健康的基本需求。

如今，医学研究日新月异，临床科学迅猛发展，但普通百姓对肾脏疾病的相关知识知之甚少，这种不平衡状态大大影响了疾病预防和诊治。所以，普及医学知识不仅是提高国民健康意识和科学素养、提升全民幸福生活指数的重要举措，更是医务工作者义不容辞的责任。

东部战区总医院国家肾脏疾病临床医学研究中心每年承接近百万肾病患者的诊治工作，在繁重的医教研工作之余，始终不忘开展肾脏病专业科普教育。本书是该中心推出的众多科普书之一，作者长期工作在肾脏病诊治第一线，了解患者的认知盲区和误区，他用形象生动的语言、图文并茂的形式讲述深奥的医学知识，向痛风以及高尿酸血症相关肾脏病患者系统介绍与止痛降尿酸相关的临床、饮食、心理及运动等实用知识。该书内容丰富，让读者在轻松的阅读中掌握肾脏健康相关知识，对提高民众对肾脏病的认知度、指导慢性肾脏病患者治疗非常有帮助。

我乐意向大家推荐这本书，愿本书为提升人民健康理念、增强人民慢性疾病预防意识以及大众健康科普事业做出贡献！

刘志红

中国工程院院士

国家肾脏疾病临床医学研究中心主任

自序

在40多年的从医经历中，本人几乎每天都要遇到高尿酸血症以及痛风患者。这些人轻则反复关节肿痛、肾结石发作；重则关节畸形、活动障碍，肾功能衰竭、顽固性心律失常、冠心病及心功能衰竭。从发病规律上看，这类人群的病情都是从尿酸水平升高、偶发关节痛却未重视起步，直至关节畸形、肾功能衰竭、心功能衰竭等危及生命的症状发作时有所警觉而一切难以逆转。若他们及早掌握尿酸代谢、痛风及其合并症风险预防等相关知识，很多严重后果完全可以避免或者减缓。为此，作为医者，本人十分痛心。

高尿酸血症和痛风是有着遗传背景的疾病。不良生活习惯、不合理用药以及其他因素都有可能诱发并加重高尿酸血症和痛风。本书站在临床医生的角度，围绕尿酸代谢的特点、痛风的发生和发展（包括痛风相关合并症）等深奥的医学专业知识，用通俗易懂的语言予以解读，并就如何应对高尿酸血症及痛风发作（饮食、药物、运动、心理），规避严重的合并症等核心内容均予以生动的诠释。

感谢刘志红院士百忙中为本书作序，她站在医疗工作要为"提升全民健康素养，营造全民健康环境和氛围"的战略高度，强调高尿酸血症、痛风等与代谢异常相关的疾病，应把治疗重点放在预防上，医学知识的普及应成为各类慢性疾病治疗的重中之重。本书撰写也恰恰出于此目的。感谢我所在团队的伙伴为本书编撰时的资料收集做了大量工作，使本书得以顺利快速出版。

愿本书让广大高尿酸血症及痛风患者获益。

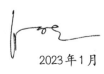

2023年1月

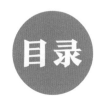

目录

1 痛风的真相：高嘌呤、高尿酸

2 看懂化验单：
了解身体的真实处境

血液、尿液检查是体检的基本项目，也是发现高尿酸的简单方式。

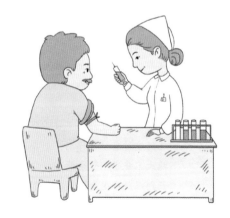

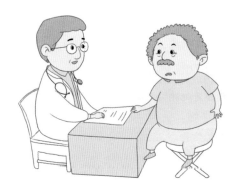

肥胖、"三高"等高危人群一定要定期去医院做检查，以便及时发现尿酸异常。

3 "减痛"饮食：
管住嘴，尿酸才能降

4 运动降尿酸：
科学安排，避免越动越痛

只有适当做一些舒缓的运动，合理科学地安排运动强度和时间，才能有效地止痛降尿酸。

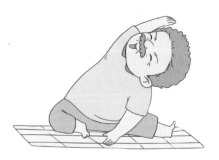

5 生活保健：
注意细节，平稳排尿酸

久坐不动会导致下肢血液循环不畅，容易使尿酸盐沉积在足趾关节，引起痛风发作。

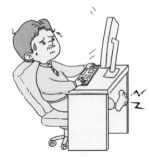

6 应对合并症:
保健重点有不同

1

痛风的真相:
高嘌呤、高尿酸

嘌呤、尿酸与痛风

> 有一种疼痛，叫"痛入骨髓"，而痛风，就是如此。身边越来越多的人被痛风困扰，患者提到最多的就是嘌呤和尿酸。但嘌呤是什么，尿酸又是什么，它们从哪里来，到哪里去，它们和痛风到底有什么关系，却很少有人能清楚。

✚ 嘌呤从哪里来

人体内的嘌呤，是遗传物质核酸的重要组成部分，是生命不可缺少的物质。

内源性嘌呤：新陈代谢维持人体的基本生命活动，新的细胞生成，旧的细胞老化。在代谢的过程中，细胞里的核酸经过分解，就会产生嘌呤，称为内源性嘌呤。内源性嘌呤约占人体嘌呤来源的80%。

外源性嘌呤：来源于食物中的嘌呤类化合物、核酸及核蛋白等物质，经过消化系统的消化分解产生嘌呤，称为外源性嘌呤。外源性嘌呤约占人体嘌呤来源的20%。

✚ 尿酸是嘌呤的代谢产物

人体内大部分的嘌呤在肝脏中经过氧化处理,变成代谢的最终产物——尿酸。尿酸在人体内没有什么生理功能,一般情况下,体内尿酸的生成量和排泄量是相等的,整体保持动态平衡。一名健康的成年人体内的尿酸约为1200毫克,每天代谢新产生约750毫克,排泄量为500~1000毫克。在正常情况下,2/3由肾脏排出,1/3从肠道排出及在肠道内被细菌分解。

血尿酸水平的正常值,成年男性为149~416微摩/升,成年女性为89~357微摩/升。高于这个范围说明体内尿酸水平偏高,患痛风和肾结石的风险相应就高。

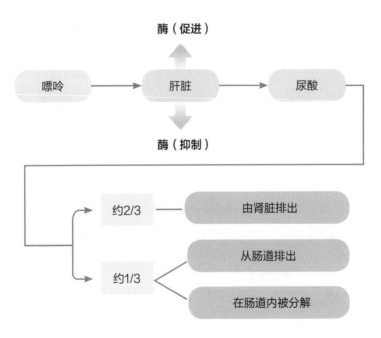

嘌呤在人体内的代谢途径

✚ 尿酸水平为什么会升高

尿酸水平升高的原因有很多，有部分患者是由先天性代谢缺陷，导致尿酸生成过多或排泄减少，这一类患者通常有高尿酸血症或痛风家族史。除此之外，饮食结构和生活方式等后天因素也会引起尿酸值升高。

① **饮食**：摄入高嘌呤食物，如过多食用海产品、动物内脏、啤酒等。

② **疾病**：尤其是肾脏疾病，肾脏功能受损，导致尿酸无法及时排出体外，引起血尿酸水平升高。

③ **药物**：临床上有些药物也容易引起血尿酸水平升高，比如呋塞米、阿司匹林、青霉素等。

④ **压力**：人长期处于压力状态下，体内代谢紊乱，会影响尿酸排泄。而且，人在紧张、焦虑时，容易进食、吸烟和饮酒，更容易引发高尿酸。

⑤ **肥胖**：男性体重增加30%，血尿酸水平提高1毫克/分升，女性亦如此。肥胖者多因肝脏合成增加、胰岛素抵抗等多个因素导致血尿酸水平提高。

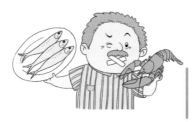

深海鱼虾、贝类海鲜等食物的嘌呤含量多数大于150毫克/100克，尿酸高的人群要避免食用。

痛风的本质
是高尿酸血症

> 如果检查发现血尿酸水平高，很多人都会紧张地问医生："我是不是得了痛风？"要明确的是，高尿酸血症的确是痛风发作的先决条件，但大部分高尿酸血症患者没有明显症状，只有约10%的高尿酸血症患者会发展成痛风。

✚ 高尿酸血症不等于痛风

体内尿酸总量的增加最直观的表现就是血尿酸水平升高，如果非同日2次血尿酸水平超过420微摩/升，基本可诊断为高尿酸血症。单纯的血尿酸水平偏高，或者达到高尿酸血症的程度，没有尿酸晶体沉积，不损害关节和肾脏，身体一般不会有不良反应。

有的人虽然血尿酸水平异常升高，但是始终不引发痛风或者其他症状，这种情况被称作无症状高尿酸血症。究其原因，可能是这部分人群体内尿酸盐的饱和点在一个比较高的位置。

✚ 约10%的高尿酸血症患者会发展为痛风

持续性高尿酸血症是痛风发生的基础。当高尿酸血症持续存在，尿酸盐达到饱和程度以后，以结晶的形式沉积到人体血液循环较慢的部位——指（趾）间关节、耳郭等，并引起严重的不良反应，如大脚趾关节肿胀发炎等，进而引发急性关节疼痛，这就是痛风了。

✚ 血尿酸水平不高，痛风也可能发作

如果单纯地将急性痛风发作等同于血尿酸水平高于420微摩/升，那就太小瞧尿酸这个喜欢跟人类开玩笑的"捣蛋分子"了。有时候，痛风急性发作时，血尿酸水平反而低于420微摩/升。这是因为尿酸盐结晶析出，沉积在肢体末端的关节中，导致血尿酸检查结果是正常的，或仅表现为血尿酸水平轻度增高。此时，血尿酸水平正常并不能代表不是痛风，需要医生结合其他相关检查来明确诊断。

只要析出的尿酸盐晶体沉积在关节或者软组织里，引发局部炎症反应，那么痛风就真的来"敲门"了。痛风性关节炎常出现在单侧足部的第一跖趾关节、踝关节等处，发作部位有红肿、疼痛、皮肤温度增高和活动受限等情况。

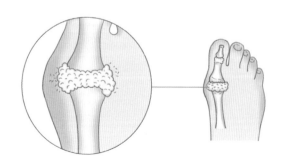

尿酸盐在血液循环较慢的趾关节处结晶、沉积，会引发剧烈疼痛，使人行走不便。

✚ 自测：你离痛风有多远

  如果你是个关心自身健康的人，看到这里，肯定特别想知道，自己患痛风的可能性到底有多大？痛风会不会已经找上门而自己还不知道呢？那就随着本书一起做个小测试，请在符合自己情况的选项后面打"√"。

- 家族中有人患痛风 ☐
- 喜欢吃动物内脏、海鲜、肉类、浓肉汤、香菇、火锅等富含嘌呤的食物 ☐
- 喜欢高油高糖饮食，如肥肉、油炸食品、糖果等 ☐
- 嗜吃花生、核桃等坚果 ☐
- 三餐不定时、不定量 ☐
- 爱喝酒 ☐
- 经常暴饮暴食或应酬频繁 ☐
- 不爱饮水 ☐
- 精神压力大，情绪不稳定 ☐
- 经常加班，操劳过度 ☐
- 经常剧烈运动，常常大量出汗 ☐
- 肥胖 ☐
- 患有高血压、高脂血症、糖尿病 ☐
- 有肾脏疾病 ☐
- 长期服用消炎止痛药、利尿剂、抗结核药、平喘药、抗癌药或经常接受静脉注射 ☐

- 如果打"√"的超过6项，那么你离痛风已经非常接近了，很有可能已经患上痛风而不自知，应该尽快就医，明确诊断；
- 如果打"√"的有3~6项，那么你离痛风也不远了，应该去医院做个体检，明确自己的血尿酸水平及身体状况；
- 如果打"√"的少于3项，那么你离痛风还比较远，定期体检，保持对身体健康的关注就可以了。

痛风的危害
不仅是关节炎症

"

尿酸水平高，但是无症状，是不是就不用防范了呢？这种想法很危险，因为只要尿酸盐结晶析出，就会引发痛风，这种疼痛来去如风，极为剧烈。而痛风的危害，不仅仅局限于关节炎症。

"

✚ 关节炎症——痛风的直接表现

痛风性关节炎是痛风的直接表现，急性发作时，关节疼痛或似撕裂，或似刀割，或似咬噬，或似针扎，或似灼烧，或似冰冻，或似压榨，令人难以忍受。这种疼痛绵绵不绝，且会不断加剧，在6~12小时内达到高峰。此时哪怕只是微风吹过、稍有震动或盖上块毛巾，患处都会感觉疼痛加剧。

85%~90%的痛风患者首次发作时为单关节受累，以第一跖趾关节为最多，其次为足背、足跟等部位和踝、膝、指、腕、肘等关节。部分患者在痛风急性发作时有发热（体温可达38.5℃以上）、畏寒（罕见）、打寒战、心悸（心动过速）和恶心等症状。

如果病情控制不好，反复发作，疼痛会由单一关节逐渐波及指、趾、腕、踝、膝等全身多处关节。尿酸盐结晶沉积在关节周围的软组织和骨头上，会不同程度地对其进行破坏，导致关节出现畸形和功能性障碍。

✚ 尿酸盐结晶可导致肾结石

尿酸盐结晶如果沉积到肾脏里，就会形成肾结石。尿酸盐结石是肾结石的一种，它可出现在无症状高尿酸血症的任何阶段。临床上，肾结石和痛风这两种疾病可能会同时"惠顾"一个患者，特别是痛风患者。

10%~25%的痛风患者有肾尿酸盐结石（呈泥沙样），常无症状；结石较大者可出现肾绞痛、血尿等表现。结石反复引起梗阻和局部损伤时，容易合并感染，引发肾盂肾炎、肾周围炎和肾积脓等。这些炎症反过来会加速结石的增长和加重肾实质的损害，长此以往，会影响肾脏功能，甚至有可能引发肾功能衰竭。

✚ 痛风对肾脏危害巨大

肝脏产生的尿酸，大部分经肾脏排出。人体能排出多少尿酸，决定于肾脏的工作能力与工作时长，健康的肾脏对维持正常的尿酸水平非常重要。

肾脏是痛风、糖尿病、高脂血症、高血压共同的靶器官，因此高危人群一定要定期体检，出现腰痛等症状时不可忽视。

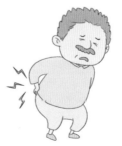

同时，肾脏也是高尿酸血症的"重灾区"。体内血尿酸水平过高会影响肾脏的正常工作；痛风反复发作则会导致肾脏功能减退甚至诱发肾脏疾病。肾脏的忍耐力极强，发生病变，早期很难表现出症状。但当肾脏功能进一步受损时，病情往往会急剧恶化。20%左右的患者会因为痛风性肾病引发的肾功能衰竭而失去生命。

✚ 诱发心脑血管疾病

高尿酸除了会导致痛风，还会导致心脑血管损害。高尿酸状态长期持续会刺激血管壁，促进斑块的形成。因此，高尿酸血症也成为心绞痛、心肌梗死、脑卒中的重要致病因素。除此之外，高尿酸血症还会大大降低人体对葡萄糖的利用能力，影响胰岛素发挥正常作用，从而导致血糖上升。对糖尿病患者来说，合并高尿酸血症是火上浇油，会加重心脑血管的损伤。

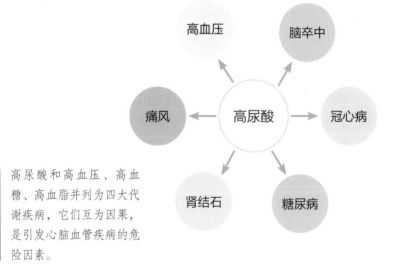

高尿酸和高血压、高血糖、高血脂并列为四大代谢疾病，它们互为因果，是引发心脑血管疾病的危险因素。

什么人容易得痛风

国家风湿病数据中心（CRDC）网络注册及随访研究的阶段数据显示，截至2016年2月，基于全国100家医院的6814例痛风患者有效病例，我国痛风患者的平均年龄为48岁。其中，超过50%的痛风患者为超重或肥胖。

✚ 成年男性

痛风患者呈现"男多女少"的情况，我国男女比例高达20∶1。究其原因，男性体内的雄性激素会促进尿酸的重吸收，对尿酸的排泄有一定的抑制作用，当身体机能出现退化（人到中老年）后，男性患痛风的概率大大增加。男性平时的应酬也多于女性，饭局上大量饮酒，摄取高热、高嘌呤的食物，患痛风的概率就更高了。

✚ 绝经期后的女性

女性患痛风多在绝经期以后，这可能与卵巢功能的变化和体内激素水平的改变有关。另外，女性绝经期后身体机能减退，又处于"三高"等慢性疾病的高发年龄,而"三高"与痛风互为因果,所以这个阶段女性患痛风的概率较高。

✚ 饮酒多的人

人大量饮酒以后,进入体内的酒精与尿酸竞争肾脏代谢的通道,影响了尿酸的排泄,这就会导致体内尿酸水平急剧升高,从而诱发痛风。临床上很多患者都是大量饮酒后出现急性痛风的。

✚ 体重超标的人

在引起痛风的诸多内源性因素中,单纯的体重增加是诱发痛风的独立因素之一。临床研究发现,体重与血尿酸水平是正相关的关系。也就是说,一个人体重明显超重,产生尿酸的能力就更强,被痛风"光顾"的风险比体重正常的人高出大概2倍。

✚ 爱吃海鲜和动物内脏的人

海鲜和动物内脏属于嘌呤含量较高的两类食物,现在很多年轻人对这两类食物"情有独钟",这也是高尿酸血症和痛风年轻化的原因之一。享受"海鲜配酒,越喝越有"的人,一旦发现血尿酸水平偏高,就要及时改变这种不良饮食习惯。除了坚持低嘌呤饮食外,也建议戒酒。

牡蛎、蛤蜊等海鲜的嘌呤含量很高,大于200毫克/100克,再与啤酒同食,会使体内尿酸水平急剧升高,引发痛风。

✚ 作息不规律、工作压力大的人

在年轻的痛风患者当中，作息不规律的人群占比很高。他们往往通宵刷剧、打游戏，生物钟颠倒，睡眠严重不足。而在职场中，企事业干部、教师、金融从业者、行政高管、私营企业主等患痛风的比例较高。这几类人群通常工作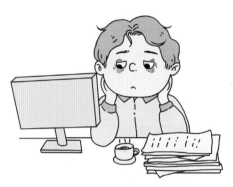压力大，在电脑前久坐、熬夜加班是常有的事。作息不规律、工作压力大会导致机体自主神经调节紊乱，使血管弹性变差、更易收缩，尤其是肾脏内的毛细血管，从而使尿酸排泄减少，长期静坐则会导致水潴留，使全身血液循环变慢……这些都会导致血尿酸水平升高，诱发痛风。

✚ 合并有其他代谢疾病的人

糖尿病、高脂血症、高血压等都属于代谢性疾病，它们与痛风"狼狈为奸"，属于互为因果的关系，一旦患其中的一种，那么患其他几种的风险就会大大增加。长期服药的人，药物代谢会增加肾脏负担，长期下来会对肾脏造成损伤，而且肾脏的代谢能力有限，药物代谢必然会影响尿酸的代谢。

痛风四期：
早介入，早管理

"

　　临床上一般可将痛风分为四期描述，但这并不表示
每一个痛风患者都会依序经过这4个时期。痛风四期包
括：无症状高尿酸血症、急性痛风性关节炎、发作间歇、
痛风石与慢性痛风关节炎。肾结石可在第二至四期发生。

"

✚ 第一期：无症状高尿酸血症

　　血尿酸水平偏高，但是又没有任何症状，这被称为无症状高尿
酸血症。因为个体差异，有的人长达数年，或者数十年，甚至终生都
不出现症状。据统计，每10个高尿酸血症患者中，就有1个是痛风
患者。千万不要抱有侥幸心理，觉得自己就是那9个没有发展成痛
风的"幸运儿"。虽然高尿酸不一定会导致痛风发作，但是高尿酸引
发的危害是持续性的。而且，随着年龄增长，高尿酸持续的时间越长，
发展为痛风、对肾脏和心脑大血管产生损害的概率就越大。

✚ 第二期：急性痛风性关节炎

急性痛风性关节炎是痛风发作常见的首发症状，常见于脚上的拇指根部关节，也就是跖趾关节。一开始，只是大脚趾和周围区域隐隐有感觉，但是因为表现得不明显而经常被患者忽略。其实这时应特别留心，因为当脚部的疼痛很明显时，病情往往已经比较严重了，比如疼到无法穿鞋。

痛风急性发作时，可能是单关节炎症；之后反复发作，受累关节逐渐增多，踝部与膝部也成为"被攻击"的对象。

✚ 第三期：发作间歇

痛风发作持续一段时间（短的数天，长的数周）后会自然缓解，不留后遗症而完全"康复"；而后进入无症状阶段，直到下一次痛风发作。这一时期称为急性关节炎发作间歇期。疼痛缓解后，虽然看上去尿酸盐结晶好像没有继续折磨人，但是只要尿酸水平降不下来，它就不会溶解消失。换句话说，如果在间歇期不实实在在地降尿酸，这些尿酸盐结晶会终生与人相伴，队伍也会越来越壮大。据统计，10个急性痛风性关节炎发作过的患者，约有6个在一年内痛风会复发。

✚ 第四期：痛风石与慢性痛风性关节炎

间歇期或者无症状阶段，如果没有好好接受治疗，没有进行饮食与生活习惯管理，体内持续尿酸结晶析出，日复一日地沉积在软骨、肌腱、滑囊液和软组织中，痛风石随之而来。痛风石常发生于耳轮、跖趾、手指、肘部、踝部、膝部等血液循环较缓"地段"。痛风石的形成时间通常为10年左右，在漫长的岁月里，尿酸盐结晶被纤维组织包裹，在关节和软组织里形成大小不一的肉包，就好像关节长了结石一样。它提示痛风已经发展到了严重状态。

在第四期，尿酸盐结晶在关节内沉积增多，炎症反复发作进入慢性阶段，不能完全消失。关节骨质被尿酸盐侵蚀，出现缺损及周围组织纤维化，使关节发生僵硬畸形，活动受限。随着炎症反复发作，病情越来越重，严重影响关节功能及生存质量。

✚ 痛风管理的理想结果

痛风本质上是一种终身代谢性疾病，无法根除。与它进行的攻防战，不在于某时某刻，而在于时时刻刻。

① 尿酸水平持续控制在合适范围内，最好降至300微摩/升以下，实现结晶溶解排出。

② 拉长痛风间歇期，痛风不发作就意味着损伤没有增加，甚至有可能在减轻。

③ 成功预防各类严重的并发症。

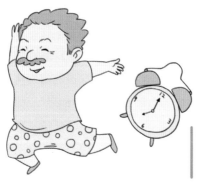

虽然痛风只能控制，无法根除，但是只要养成良好的饮食和生活习惯，就能有效"击退"它。

急性发作时先止痛

> 痛风急性发作一般起病较急，患者常于夜间因足痛惊醒，关节及周围组织红、肿、热、痛，疼痛难忍。因此，痛风急性期首要的治疗目标是消肿止疼。

✚ 别立刻服用降尿酸药物

痛风急性发作时，不建议立刻服用降尿酸药物，因为它没有抗炎止痛的作用。正确的做法是先止痛，然后再考虑降尿酸药。

✚ 卧床休息，将患肢抬高

患者要绝对卧床休息，将患肢抬高，与床面的夹角呈30°，以利于静脉血的回流，减轻疼痛。躺在床上休息时，可以在患肢下面垫个枕头，避免受累关节负重。

✚ 多喝热水有助于排尿酸

痛风急性发作的时候，患者需要大量饮水，饮水量每天要达到2000毫升以上，最好喝温开水，有利于排尿酸。水亦可用绿叶菜汁代替。但需要特别注意的是，当痛风患者合并严重心功能不全、严重肾功能不全，特别是有显著水肿的情况时，一定要严格限制饮水量。

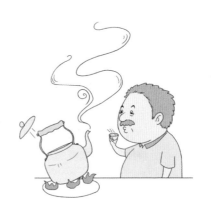

平时饮水的水温在40℃左右较为适宜。根据自身情况多喝水，可以促进人体新陈代谢，进而促进尿酸排出。

✚ 冰敷可快速缓解疼痛

采用冰敷的方法，在某种程度上能暂时缓解痛风带来的痛苦。患者可以用毛巾包裹冰块对患处进行冰敷，避免冰块直接接触皮肤。

✚ 装一个保护支架

大部分痛风患者在痛风急性发作时，其患处连一张床单的重量都无法承受，稍微碰到就很痛。这时可在床上安放支架以支托盖的被子，手、腕、肘关节受累时，可用夹板固定三处关节制动，减少患处受压。

做好健康管理，
才能平稳降尿酸

> 体检时发现血尿酸水平偏高，又没有明显痛风症状的人，应该及时调整饮食和生活习惯，尽可能让血尿酸水平降下来。在痛风找上门之前，降尿酸相对比较简单，等尿酸盐超过饱和值，结晶沉积在关节和肾脏等部位，形成痛风性关节炎和痛风肾时，再纠正、调养就困难得多了。

✚ 减少外源性输入

饮食上"管住嘴"，注意少吃一些高嘌呤的食物，少吃海鲜，少喝啤酒，不要吃火锅等，同时科学调整饮食结构。限制高嘌呤食物摄入不是说一点肉不能吃，而是要严格控制摄入量。

✚ 保持理想体重

痛风非常青睐体重超重的人，如果能把体重控制在正常范围内，人瘦了，不仅尿酸产生的少，肾脏排泄尿酸的工作负荷也大大减少，整体的健康水平就会相应有所提高。痛风患者减肥不能操之过急，以免脂肪大量分解，影响尿酸排泄，反而引起痛风急性发作。

✚ 自我减压，慢下来

人长期处于高压状态，代谢会受到影响，除了尿酸、血糖、血脂等的代谢都会出现不同程度的异常。所以，学会给自己减压很重要，工作之余，看看书、听听音乐、做做运动都是很好的放松方式，能使身心"喘口气"，以便接下来更好地工作。当事情并没有那么紧急的时候，就尽量不要催自己，不妨慢慢来，享受当下的一切。

✚ 保护肾脏

痛风患者要注意规律而充足的饮水，每天饮水不少于2000毫升可以帮助尿酸排出，预防结石和肾脏病变。日常尽量不要憋尿，不要滥用药物和乱吃各种保健品，饮食清淡。

✚ 保护肝脏

肝脏是生产尿酸的主要器官，日常饮食上注意避免暴饮暴食，尤其要控制体重，预防脂肪肝，同时戒烟戒酒。中医认为怒伤肝，所以平时要注意制怒，不要乱发脾气。

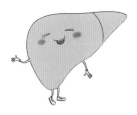

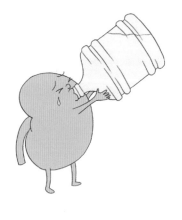

肝脏是人体重要的代谢器官，保持好心情有助于排出身体内的废物。虽然多喝水有助于尿酸排出，但注意不要饮水过量，以免加重身体负担，得不偿失。

高尿酸血症和痛风患者
关注的问题

"

"痛风会遗传吗？""痛风能根治吗？""痛风影响生育吗？"……对于痛风，总会有很多疑问困扰着患者们。只有解决了这些疑惑，才能对症下药，而不是病急乱投医。

"

✚ 痛风能根治吗

很遗憾，痛风是一种终身疾病，目前尚不能根治。但合理的治疗和科学的生活调理可以让痛风长期稳定，少受疼痛的折磨。

控制痛风的核心是减少复发。有过一次以上复发经验的"风友"一定要重视痛风的日常治疗（即发作间歇期的治疗），若能将体内尿酸水平控制在一个安全的范围，生活中保持良好的生活习惯，不去触碰"红线"，绝大多数痛风患者是可以少受痛风的"骚扰"的。

✚ 只有中老年人才会得痛风吗

大多数人认为痛风是一种"老年病"，但如今，痛风的发病群体已经越来越年轻。20~40岁的青壮年成为痛风的高发群体。痛风逐渐低龄化，多与碳酸饮料不离手、爱吃大量高嘌呤食物有关。"小胖墩儿"体型儿童（超重的孩子）也是痛风的高发人群。因此，预防痛风要从娃娃抓起。

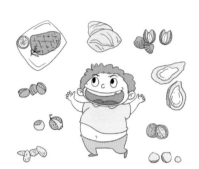

✚ 痛风会影响生育吗

一般来说，痛风或者高尿酸血症对男性生殖功能没有不良影响。但痛风经常伴随着疼痛和并发症，有些人因此非常惧怕性生活。在长期服药的情况下，男性如果心理压力较大，则可能会出现早泄、勃起功能障碍、性欲减退等问题。

在痛风急性发作期，一定要暂停备育和备孕。因为痛风急性发作时会有一些炎症伴随出现，往往需要用药物进行治疗。因此，在这个阶段最好严格避孕，待病情稳定并得到医生的允许，才可以考虑生育计划。绝大多数痛风患者是可以顺利地孕育健康宝宝的。

有痛风史的男性，如果纵欲过度，也会导致病情加重，痛风发作次数会变得频繁。因此，不管是在急性发作期还是在发作间歇期，都应该适当节制性生活。

✚ 痛风会遗传吗

痛风虽然不是遗传病，但存在家族性高发的情况。数据显示：痛风患者的近亲中，有10%~25%患有高尿酸血症；如果父母一方患了痛风，子女患痛风的概率为40%~50%；若父母均患痛风，则子女患痛风的概率高达75%。因此，医学上认为原发性痛风具有遗传易感性。痛风的发病虽然与遗传易感性相关，但单纯的遗传因素不能完全解释当今高尿酸血症和痛风发病率的快速增长。饮食结构、生活方式等环境因素的巨大改变，是发病最为重要的影响因素。因此，并不是父母患有痛风，子女就一定会得痛风。

✚ 为何痛风多发作于下肢关节

临床上痛风多发生于下肢远端关节，尤其是第一跖趾关节、足背关节、踝关节。这是因为远端关节远离心脏，血液循环慢，皮下脂肪很少，皮肤温度和组织温度低容易导致尿酸盐沉积。

下肢关节是人体主要的活动关节之一，是负重关节，行走、劳动作业或体育运动均容易引发下肢关节损伤，受伤部位血液循环重建后导致血液循环变慢，也容易导致尿酸盐结晶在损伤处沉积。

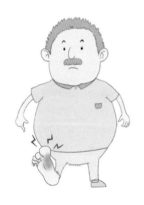

下肢红、肿、胀、痛是痛风的常见表现。这时可以通过抬高、冰敷肿胀的患肢等方法缓解疼痛。

✚ 已经度过急性发作期，是否还要服用降尿酸药物

要。降尿酸药物是治疗痛风发作之根本，可以有效改善痛风症状，减少或预防复发。患者只要合理控制饮食、适度运动、运用合适的治疗方案、遵医嘱用药、定期复诊，就可以有效控制尿酸水平及降低痛风急性发作频率。

✚ 痛风不痛了，饮食能正常吗

很多痛风患者经过积极治疗，病情有所缓解，虽然症状并不明显，但也不能放松警惕，忽视日常保健调养。痛风容易反复发作，但多是因为患者没有避免诱因，比如受凉、劳累、饮酒、抽烟以及吃太多富含嘌呤的食物等。痛风患者不应该"好了伤疤忘了疼"，在病情缓解后仍需要注意调节饮食方式，避免高嘌呤、高热量饮食，避免饮酒和喝饮料。

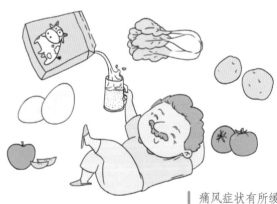

痛风症状有所缓解也要保持健康、低嘌呤的饮食习惯，建议多吃白菜、番茄、牛奶等低嘌呤食物。

✚ 长期痛风一定会形成痛风石吗

不一定。是否会有痛风石形成，要看疾病发展和治疗恢复情况，尿酸水平持续走高，或者因没有经过规范治疗、生活方式干预使体内尿酸水平持续升高，就可能导致痛风石的形成。因此，防止痛风石的形成重在早期防治。从患痛风到有痛风石，时间可长可短，这是由痛风的复发情况和日常保养情况等决定的。这个过程一般为3~40年，平均为10年左右。

✚ 手术切除痛风石可行吗

有人会问："既然尿酸盐晶体在关节处形成了痛风石，那依靠手术切除是不是就可以了呢？"答案是：不可以！只要想一想就明白了：切了，难道它就不会再长了吗？

很明显，控制痛风的根本不在于消除已有痛风石，而在于管理好尿酸水平，再配合科学的治疗。如果尿酸管理不善，源源不断的晶体会在你看不见的地方析出，当你能触及时，它们已经变成了日渐增大的结石。如果结石大到撑破皮肤，就会形成瘘管，由此形成慢性炎症的溃疡面，就像枯萎的树木一样，极难愈合。

所以，如果已经出现了痛风石，首先要考虑的不是结石能不能依靠手术切除，而是尽快去正规医院就诊，在医生的帮助下，根据尿酸水平进行正规治疗。

痛风石多形成于关节处，常见于趾、指、肘等关节处。手术切除并不能一劳永逸，还是要通过健康的饮食和良好的生活习惯加以控制。

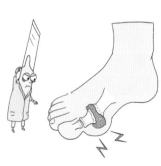

✚ 痛风性肾结石可以碎石治疗吗

强烈建议，不可轻易采用碎石治疗。绝大多数痛风性肾结石是高尿酸血症导致的，诱因很明确，不去除诱因，盲目碎石治疗不可取。因为碎石治疗并不能从根本上解决肾结石。而碎石治疗后，结石常常复发，会给病人带来更多痛苦。

① **肾结石直径小于0.5厘米**。体积较小，多数情况下，多饮水、碱化尿液或服用排石药物后，结石大部分可自行排出，暂时不需要体外碎石。

② **肾结石直径大于2厘米**。体积较大，不易震碎。单次震碎后，体积仍然较大，难以排出体外。而藏在肾盏、输尿管中段等位置的结石，体外碎石治疗也很难将其震碎。

③ **肾结石直径大于0.5厘米小于2厘米**。通常可考虑体外碎石治疗。但必须在降尿酸治疗及充分碱化尿液等基础上实施，否则意义不大。

需要强调的是，合并无法纠正的出血性疾病或结石远端腔道梗阻者不适合体外碎石治疗；孕妇、糖尿病患者、感染严重或急性感染者及肥胖症患者也应慎重选择碎石治疗。

2

看懂化验单：
了解身体的
真实处境

需要做哪些检查

> 尽管不是每一位高尿酸血症患者都会发生痛风，但高尿酸带来的损害是潜移默化的，痛风发作只是它的临床症状之一。所以，高尿酸血症患者或者尿酸水平偏高者应该定期体检，密切监测体内是否存在尿酸沉积所引起的损害，以防不测。

✚ 高危人群需要定期体检

很多人初次认识痛风和尿酸，正是从体检时发现尿酸水平偏高开始的，而痛风患者在治疗养护过程中，也要根据身体的实际情况调整方案，需要定期体检。当然，以下高危人群也要提高防范意识，定期体检。

有痛风家族史的人：尿酸水平的高低与遗传密切相关，也更偏爱男性。

爱喝酒喜甜食的人：长期大量饮酒和摄入过多含糖饮料，可促进尿酸生成，抑制尿酸排泄。

长期服用药物的人：利尿剂、环孢素、他克莫司、霉酚酸酯、吡嗪酰胺、乙胺丁醇、环丙沙星等药物，长期服用可导致尿酸水平升高。

长期高嘌呤饮食的人：动物内脏、海鲜等摄入过多，可导致尿酸生成过多，这类人群要关注自己的健康状况并调整饮食结构。

其他疾病患者：多种血液病、恶性肿瘤以及慢性肾病等都可导致尿酸水平升高。

✚ 体检的基本项目

高尿酸血症属于代谢性疾病，可以去风湿免疫科、内分泌科及肾脏科等专科就诊。就诊时，医生一般会开出以下检查项目，重点观察。

① **血液生化检查**：重点观察血尿酸水平，尤其是数值变化与饮食结构的关系。同时可了解体内糖、脂代谢是否存在异常，以及是否合并肝肾损害。

② **尿液检查**：有助于了解患者排泄尿酸的能力及是否合并肾脏损害。

③ **影像学检查**：如 X 射线、CT、B 超、核磁共振等，重点观察关节、脏器等是否存在尿酸盐结晶沉积或痛风石。

④ **其他检查**：对于一些需要服用降尿酸药物（如别嘌醇）的患者，还应常规检测 HLA-B5801 基因。这项检查主要是诊断患者是否对降尿酸药物别嘌醇严重过敏，检查结果阳性者，应慎用别嘌醇。

血液生化检查

> 高危人群进行血液方面的检查，主要是化验血尿酸、血沉、白细胞、C反应蛋白，另外也需要化验血脂、血糖等，还要检查肝功能、肾功能等。

✚ 血液检查前，做好准备

虽然空腹抽血检查是体检的一项常规内容，但是也有很多细节需要留意。

1.空腹8~12小时，一般早上检查，检查前不要进食、不要饮水。

2.尿酸检查是评估人体嘌呤代谢的潜能，检查之前按照平时的饮食习惯正常进食即可，不必过度限制饮食后进行检查，以免出现"假阴性"的结果。但也不能暴饮暴食，无节制地进食。

3.肝功能检查前1天不能食用含有丰富胡萝卜素、叶黄素的食物，否则会影响黄疸指数测定结果。

4.避免剧烈运动，如跑步、爬楼、负重等，这样会增加外源性肌酐的干扰，使血肌酐检验结果偏高。

5.检查前3~5天内尽量停用药物，如果正在吃利尿剂、降压药等，要如实告知医生，可能需要停药一周左右再做检查。如果情况不允许，至少检查前4小时内不要服药。

6.尽量避免在静脉输液期间做肝功能等相关检查。

7.如果发生感冒、发热等情况应避免去体检。

✚ 血尿酸：痛风诊断的基本依据

血尿酸水平升高是高尿酸血症和痛风及其相关并发症发生、发展的根本原因，因此血尿酸水平是高危人群最需要关注的血液检查指标，是诊断及判断病情严重程度，评价治疗效果的重要标准。

解读血尿酸化验单

成年男性血尿酸水平的正常值为149~416微摩/升，成年女性为89~357微摩/升。血尿酸水平升高常见于痛风、急性或慢性肾小球肾炎、肾结核、肾积水、子痫、红细胞增多症、多发性骨髓瘤、白血病、妊娠反应等。血尿酸水平降低常见于恶性贫血、急性重型肝炎、使用大剂量糖皮质激素等。

项 目(中文)	结果	状态	参考值
乳酸脱氢酶	170.9		109.0~245.0
a-羟丁酸脱氢酶	138.8		72.0~182.0
肌酸激酶	99.1		39.0~308.0
肌酸激酶同工酶	16.4		0.0~25.0
尿素氮	2.95		2.90~8.20
肌酐	84.9		62.0~115.0
尿素氮:肌酐	0.03		
尿酸	446.4	↑	202.3~416.5
二氧化碳	25.8		21.0~31.0
钾	3.92		3.50~5.30
钠	145.26		137.00~147.00
氯	104.47		99.00~110.00
钙	2.39		2.10~2.70
镁	0.68	↓	0.70~1.10
磷	1.03		0.80~1.48
阴离子间隙	15.0		8.0~16.0
渗透压	306.83		280.00~320.00

非同日2次血尿酸水平超过420微摩/升，基本可诊断为高尿酸血症。

血尿酸不是诊断唯一标准

尽管血尿酸水平是痛风诊断的基本依据，但仍有一部分人的血尿酸水平在正常范围，却有着痛风的典型症状，这部分患者很容易被误诊为关节炎。还有一些关节病患者同时伴有血尿酸水平升高的情况，也易被误诊为痛风。因此，血尿酸水平不能作为痛风诊断的唯一标准。

一次检查结果并不精准

尿酸作为体内代谢产物，随着饮食、运动、药物使用等状况的不同会有短时的升降。如果初次检查血尿酸水平偏高，为排除高嘌呤饮食、大量饮酒等对检查结果的影响，医生会要求改善饮食与生活方式后再进行第二次检查。总体来说，血尿酸水平越高或高尿酸持续时间越久，得痛风的概率越高。

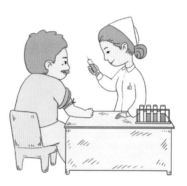

血液检查不是判断是否为高尿酸血症的唯一标准，还要配合尿液检查等综合考量。

✚ 白细胞与 C 反应蛋白：痛风急性发作的炎症指标

痛风患者在急性痛风性关节炎发作的时候，往往会出现白细胞、血沉（红细胞沉降率）和 C 反应蛋白明显升高，这是由于尿酸盐结晶沉积在关节周围，导致身体出现炎性反应。血沉和 C 反应蛋白两者在选用消炎镇痛药方面也是很好的指标，如果两者指标降至正常，医生可逐步减少消炎镇痛药物使用量。

解读化验单中的白细胞

序号	项 目		结果	参考值	单位
1	WBC	白细胞计数	5.49	4.00~10.00	$10^9/L$
2	RBC	红细胞计数	4.17	3.50~5.50	$10^{12}/L$
3	HGB	血红蛋白	117	110~160	g/l
4	HCT	红细胞压积	34.6 ↓	37.0~49.0	%
5	MCV	平均红细胞体积	83.0	82.0~95.0	fL
6	MCH	平均红细胞Hb含量	28.1	27.0~31.0	Pg

痛风的急性发作期，白细胞计数会升高，但一般很少超过 $20×10^9$个/升。成年人白细胞计数正常值为$(4~10)×10^9$个/升。

解读化验单中的 C 反应蛋白

呼吸内科
血液

样本号：LA1055
备 注：

序	项目名称	结果	参考范围	单位
18	红细胞分布宽度	13.0	0-15.0	%
19	血小板计数	143	125-350	$×10^9/L$
20	血小板比容	0.15	0.10-0.30	%
21	平均血小板体积	10.2	8-12.5	fL
22	血小板分布宽度	12.0	9-17	%
23	C反应蛋白	3.2	0--8	mg/L
24	镜检细胞形态	未见明显异常		

C反应蛋白的正常值是0~10毫克/升，有些医院的参考值会有略微浮动，主要是检测方法不同所致。痛风急性发作时C反应蛋白会增多，随着症状缓解，可逐渐减至正常。如果症状缓解但是指标持续升高，则需考虑是否存在其他感染、风湿免疫疾病以及肿瘤等。

✚ 肝功能检查：调整用药剂量的依据

患者在用药过程中可能会出现肝损害，及时检查肝功就显得非常重要，检查结果可作为调整药量的依据。医生通过肝功能各项指标的变化，既可以确定痛风药物使用的起始剂量，又可以在用药过程中及时发现用药可能带来的副作用，以便减少剂量或停用药物。

解读肝功能化验单

丙氨酸氨基转移酶（ALT）：
升高常见于急性或慢性肝炎、药物性肝损害、脂肪肝、肝硬化、心肌梗死、心肌炎及胆道疾病等。

天门冬氨酸氨基转移酶（AST）：
升高常见于心肌梗死发病期、急慢性肝炎、中毒性肝炎、心功能不全、皮肌炎等。

肝功八项	结 果	单 位	参考值
1 丙氨酸氨基转移酶（ALT）	10	U/L	0-40
2 天门冬氨酸氨基转移酶（AST）	18	U/L	0-40
3 谷草/谷丙（AS/AL）*	1.8 ↑	RATIO	0.5-1
4 碱性磷酸酶（ALP）	81	U/L	20-90
5 γ-谷氨酰转肽酶（GGT）	17	U/L	0-40
6 谷氨酰/天门冬氨酸（GGT/AST）*	0.94		0-1
7 总蛋白（TP）	78.6	g/L	60-85
8 白蛋白（ALB）	47.5	g/L	34-55
9 球蛋白（GLB）*	31.1	g/L	26-35
10 白蛋白/球蛋白（A/G）*	1.53	RATIO	1.0-2.0
11 总胆红素（TBIL）	10.6	μmol/L	0-20
12 直接胆红素（DBIL）	3.8	μmol/L	0-10
13 间接胆红素（IBIL）*	6.8	umol/L	2-14
纸 田		单 位	参考值

直接胆红素（DBIL）：升高常见于阻塞性黄疸、肝癌、胰头癌、胆石症等。

总胆红素（TBIL）：升高常见于原发性胆汁性肝硬化、溶血性黄疸、急性黄疸性肝炎、新生儿黄疸、病毒性肝炎、胆石症、胰头癌、输血错误等。

γ-谷氨酰转肽酶（GGT）：
升高常见于原发性或转移性肝癌、急性肝炎、慢性肝炎活动期肝硬化、急性胰腺炎及心力衰竭等。

✚ 肾功能检查：尽早发现有无肾损伤

对高尿酸血症及痛风患者来说，定期检测肾功能尤为重要，一方面尿酸盐结晶在肾脏沉积会影响肾小球滤过功能，导致肾功能异常，引发痛风性肾病，早发现就可以早治疗；另一方面肾功能受损会影响药物代谢和排泄时间，导致药物及其代谢产物在体内蓄积，进而影响其有效性和安全性。因此痛风患者必须定期抽血检查肾功能指标。肾功能检查不仅仅是静脉采血，还包括尿液检查、肾脏B超等。

解读肾功能化验单

肌酐（Cr）：正常值为44~133微摩/升。升高常见于急性或慢性肾小球肾炎、急性或慢性肾功能衰竭、重度充血性心力衰竭、心肌炎、肌肉损伤等。降低常见于进行性肌肉萎缩、白血病、贫血、肝功能障碍及妊娠等。

	项目				
1	钾	K	4.07	mmol/L	3.5~5.5
2	钠	Na	141.00	mmol/L	135~145
3	氯	Cl	106.00	mmol/L	95~110
4	肌酐	Cr	87.50	umol/L	40~133
5	钙	Ca	2.37	mmol/L	2~2.75
6	镁	Mg	0.85	mmol/L	0.67~1.03
7	磷	IP	1.53	mmol/L	0.80~1.65
8	葡萄糖	GLU	5.28	mmol/L	3.89~6.11
9	尿素	BUN	3.94	mmol/L	2.5~7.14
10	二氧化碳	CO2	24.50	mmol/L	20~30
11	高密度脂蛋白胆固醇	HDL-C	1.94	mmol/L	0.91~3.00
12	低密度脂蛋白胆固醇	LDL-C	3.12	mmol/L	0.6~3.12
13	尿酸	UA	387.00	umol/L	150~430
14	总胆固醇	CH	6.72	H	2.9~5.72
15	甘油三脂	TG	0.92	mmol/L	0.23~1.71

尿素（BUN）：正常值为2.5~7.14毫摩/升。浓度在8.2~17.9毫摩/升时，常见于尿素产生过剩（如高蛋白饮食、糖尿病、重症肝病等），或者尿素排泻障碍（如轻度肾功能低下、高血压、痛风、多发性骨髓瘤等）。浓度在17.9~35.7毫摩/升时，常见于尿毒症前期、肝硬化、膀胱肿瘤等。浓度在35.7毫摩/升以上，常见于严重肾功能衰竭、尿毒症。

✚ 血糖检查：预防并发糖尿病

高尿酸可引起血管内壁损伤和肾脏的慢性损害，加重胰岛素抵抗，增加患糖尿病的风险。高血糖又会反过来影响尿酸的排泄，损害肾脏功能，使尿酸排泄进一步减少，导致尿酸水平更高。痛风患者做血糖检查，可以及早了解血糖状况，采取措施，预防痛风并发糖尿病。

指尖末梢血

血糖监测包括指尖末梢血血糖的监测和静脉抽血血糖的监测。平时患者在家一般一个星期要测3次或4次的指尖末梢血糖，并且不能只测空腹血糖，餐后2小时血糖也要测。

静脉采血

静脉血能更真实地反映血糖状况。严格的血糖监测，3个月要进行一次静脉采血，体现全方位的血糖控制情况。静脉采血当天需测空腹血糖和餐后2小时血糖。早晨先空腹测一次，然后吃1~2个馒头（100克一个），自吃第一口开始计时，2小时后再测一次。

解读血糖化验单

空腹血糖的正常范围为
3.9~6.1毫摩/升

项　　目	结　果	单　位	参　考　值
葡萄糖(空腹)(GLU)	5.15	mmol/L	空腹血糖:3.90~6.10 餐空腹血糖:<5.1
血糖1小时(GLU(1h))	6.40	mmol/L	非妊娠期: 期:<10.0
血糖2小时(GLU(2h))	6.63	mmol/L	非妊娠期:7.8 妊娠 期:<8.5

✚ 血脂检查：痛风患者多数血脂异常

高尿酸血症和高脂血症均属于代谢性疾病，二者互为因果，相互影响。如果不及时治疗，最终都有可能导致心力衰竭、肾衰竭、脑出血等。高尿酸同时会导致血脂升高，在促进动脉粥样硬化形成的过程中起关键作用，还会促进血小板聚集和冠状动脉内血栓的形成。因此痛风患者必须检查并监测血脂代谢情况。

解读血脂化验单

总胆固醇（TC）： 合适范围为小于6.0毫摩/升，5.23~5.69毫摩/升为边缘升高，大于5.72毫摩/升为升高。

甘油三酯（TG）： 合适范围为小于1.7毫摩/升，大于1.7毫摩/升为升高。

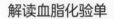

谷氨酰氨基转酞酶	32.5	10.0~60.0	u/l	酶速率
碱性磷酸酶	67.6	45.0~125.0	u/l	酶速率
胆碱酯酶	12428	5000~12000	u/l	酶速率
甘油三酯	1.13	0.28~2.2	mmol/l	酶比色
总胆固醇	4.80	3.0~6.0	mmol/l	酶比色
高密度脂蛋白	1.23	>1.04	mmol/l	酶比色
低密度脂蛋白	3.03	<3.63	mmol/l	清除法
载脂蛋白-A1	1.37	1.20~1.76	g/l	比浊法
载脂蛋白-B	1.10	0.63~1.14	g/l	比浊法
载脂蛋白B:A1	0.80			演算法

低密度脂蛋白胆固醇（LDL-C）： 合适范围为小于3.63毫摩/升，3.15~3.61毫摩/升为边缘升高，大于3.64毫摩/升为升高。升高可见于由遗传、饮食因素引起或继发的某些疾病，如糖尿病、肾病等。

尿液检查

> 尿液检查，主要包括尿常规检查和24小时尿液尿酸检查，以此测定尿液的酸碱度以及患者对尿酸的排泄能力。尿常规还是检查肾功能的一项重要化验，如果出现了痛风性肾病，化验单中的蛋白质、红细胞等数值会出现异常。患者进行饮食控制和药物治疗后，明确治疗效果，也需要进行尿液检查。

✚ 尿常规检查：了解酸碱度，预防结晶

尿酸在尿液中的溶解度与尿液的酸碱度关系很大，尿液的pH越高，尿酸的溶解度越高，越有利于尿酸的排出。所以提高尿液的pH，是治疗痛风、预防尿酸盐结晶的有效手段。

晨尿的 pH 应控制在 6.2~6.9

痛风和高尿酸血症患者的尿液大多偏酸性，pH多为5~6，而尿液酸碱度的正常值为6.5左右。通过做尿常规检查，医生可以根据具体情况采取对应的治疗方案，痛风和高尿酸血症患者的晨尿pH应控制在6.2~6.9，如果pH过低，则需要服用小苏打或者碱化尿液的药物。

解读尿常规化验单

蛋白质（PRO）： 有一些是生理性的蛋白尿，但是出现"+"多数表示肾炎、肾病综合征及泌尿系感染等。

管型（CAST）： 表示肾实质损害，见于急性或慢性肾小球肾炎、肾功能衰竭等。透明管型，提示尿流量低、尿液浓缩或酸性环境；红细胞管型，提示肾性血尿；白细胞管型，提示肾实质有细菌感染性病变。

No	简称	项目	结果		参考区间	单位
		〈干化学〉				
2	COL	颜色	淡黄		淡黄	
3	CLA	浊度	微浑	*	清	
4	LEU	白细胞脂酶	+--		阴性	
5	PRO	蛋白质	阴性		阴性	
6	GLU	葡萄糖	阴性		阴性	
7	URO	尿胆原	阴性		阴性或弱阳性(+-)	
8	BIL	胆红素	阴性		阴性	
9	pH	pH	5.0		4.5--8.0	
10	NIT	亚硝酸盐	阴性		阴性	
11	VC	维生素C	阴性		阴性	
12	SG	比重	1.030		1.003--1.030	
13	KET	酮体	+--	*	阴性	
14	BLD	隐血	阴性		阴性	
15		〈尿沉渣〉				
16	WBC	白细胞	19.70		0--26	/ul
17	RBC	红细胞	28.10		0--24	/ul
18	EC	上皮细胞	14.10	↑	0--10	/ul

No	简称	项目	结果	参考区间	单位
19	BACT	细菌	19.40	0--385.8	/ul
20	CAST	管型	2.78	0--3	/ul
21	Cond.	电导率	20.0	3--39	mS/cm
22	Cond.-Int	电导率分级	3级	2--4	级

红细胞（RBC）： 增多一般见于泌尿系统炎症、肿瘤、结石等。

白细胞（WBC）： 增多主要见于泌尿系统感染，女性也可因白带混入尿液导致白细胞增多。

隐血（BLD）： 隐血出现"+"就是所谓的"血尿"了，常见于泌尿系统炎症、肿瘤、结石等。

尿比重（SG）： 反映肾脏浓缩功能。尿比重升高见于急性肾小球肾炎、心力衰竭、高热、脱水等，尿比重降低见于大量饮水、尿崩症、慢性肾炎等。

酸碱度（pH）： pH正常为6.5左右。pH降低见于代谢性酸中毒，pH升高见于碱中毒等。但某些生理因素如饮食、剧烈运动、饥饿等都会引起pH改变。

✚ 24 小时尿液尿酸检查：判断高尿酸血症的分型

每天随尿液排出的尿酸约占人体尿酸总量的2/3，痛风或者高尿酸血症患者留取24小时的尿液进行化验，可以判断是尿酸生成过多还是排泄过少导致的代谢异常，这有助于降尿酸药物的选择和鉴别泌尿系统结石的性质。

检查前 5 天开始准备

留尿前5天：测24小时尿液尿酸前需低嘌呤饮食5天，同时停用对尿酸排泄有影响的药物，如阿司匹林、利尿剂、胰岛素、青霉素、维生素等。

留尿前1天：避免做剧烈运动，不要大量出汗，以免影响检验结果。晚上10点后不再吃东西，也不能喝水或饮料。

留尿当天：适当饮水，但不要喝咖啡、茶及可可饮料，也不要喝苏打水。如果留尿当天出现腹泻、呕吐、发热、尿路感染等急性病症，要停止收集尿液，改期进行。

一些饮料含糖量较高，含有的添加剂也较多，会在一定程度上提高血糖水平，进而使检查结果不准确。因此进行尿液检查前可以适量饮水，但不建议喝饮料。

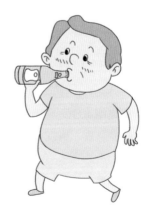

晨尿、随机尿与 24 小时尿的区别

晨尿：就是早上起床后第一次排出的尿液，不易受饮食、药物、运动等因素的影响。因为夜间肾脏相当于半工作状态，尿液在体内留存时间长，各种成分浓缩，所以晨尿更适合判断肾脏疾病。

随机尿：就是一天当中任何时候留取的中段清洁尿液，用于评估患者在正常生活状态下肾脏的排泄情况。随机尿容易收集，常用于急诊检查和常规检查。

24 小时尿：即 24 小时内收集的所有尿液。因为人体尿液在不同时间各物质的浓度不相同，收集 24 小时尿主要用于一些指标的定量检测，最能反映一天的尿酸排泄情况。

解读 24 小时尿液尿酸检查化验单

No	简称	项目	结果	参考区间	单位
1	UA	尿酸	2452.00	773—3986	umol/L
2	UA-U 24h	尿酸24h	5884.80	1200—5900	umol/24h
3	UV 24h	24小时尿量	2400 ↑	1000—2000	ml

24 小时尿液尿酸正常值为 1200~5900 微摩/24 小时，小于 3600 微摩/24 小时为排泄减少，超过 4800 微摩/24 小时为尿酸生成过多。

正确收集 24 小时尿

　　24 小时尿收取难度大，但是做 24 小时尿液尿酸检查必须采集 24 小时尿，绝不可以采用晨尿和随机尿。这是因为尿酸排泄受昼夜、药物、饮食、运动等因素影响大，晨尿、随机尿无法真实地反映尿酸排泄情况。

早上 7 点 前的不要	早上 7 点 ~ 第二天早上 7 点	

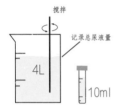

❶ 准备清洁带盖的干燥大容器，最好是带盖子的塑料桶，容量 4 升左右。早晨 7 时第 1 次排尿，这次尿液要丢弃，不要收集。

❷ 从第 2 次尿开始，至次日清晨 7 时，将 24 小时内的全部尿液收集到容器中。每次收集完尿液都要盖好盖子，放置于阴凉通风处保存，以防尿液蒸发和滋生细菌。

❸ 收集完 24 小时尿后，测量并记录尿液总体积，然后充分搅拌尿液，用试管装取 10 毫升，送至医院检验科，同时告知检验科 24 小时尿液总体积。

影像学检查

　　B超、CT、X射线等检查可以检查关节处的尿酸盐结晶情况，明确是否有结石、结石大小等，辅助诊断痛风，同时还可以根据结石的情况，明确降尿酸的效果，方便医生调整治疗方案。但是一些极早期的痛风患者，关节并没有典型的破坏，或者并没有典型的影像学改变。对于一些典型的或者晚期的痛风患者，影像学检查诊断效果明显。

✚ B超：发现尿酸盐沉积和结石

　　痛风患者做B超，主要有关节B超和肾脏B超，能较早发现尿酸盐沉积和结石。尿酸盐在B超中透声性较好，甚至可隐约显示其内部结构。

　　对于严重关节疼痛者，做B超有助于发现受累关节及周围肌腱软组织是否有晶体附着。

泌尿系统B超可明确有无泌尿系统结石以及结石大小等，有助于后续进行泌尿系统结石的定位和体外碎石的治疗。泌尿系统B超通常会检查双侧肾脏、肾上腺、输尿管、膀胱等。患者应在检查前1~2小时内饮水500毫升左右，最好2~3小时不要排尿，待膀胱充盈后再检查。

✚ X射线检查：判断病变的程度

痛风早期患者一般表现为关节积液和关节肿胀，X射线检查时关节显影正常，所以对诊断意义不大。但如果痛风反复发作，关节发生改变，X射线检查可能会显示痛风结石、骨内和软骨钙化、骨质侵蚀等情况。医生可根据检查结果，了解关节病变的程度，判断痛风的发展阶段，从而采取正确的治疗方案。随着时间的推移，痛风患者的X射线检查显示的症状会越来越明显。

X射线检查对痛风早期的诊断意义不大，而通过核磁共振可以在较早期发现软组织肿胀等异常，尽早介入治疗。

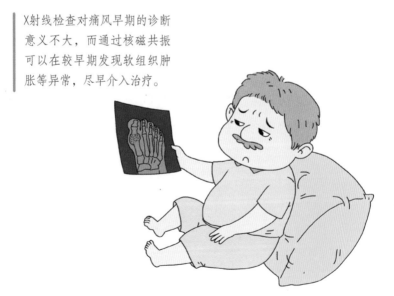

✚ 核磁共振检查：早期判断价值大

与 X 射线检查和 CT 检查相比较，核磁共振检查能够在病程的更早期确定尿酸盐结晶对软组织及骨质的破坏范围，更加清晰地显现出关节周围的软组织肿胀改变以及无症状的痛风石沉积，还可以显示痛风导致的肾脏病变。若关节有尿酸盐结晶沉积，根据灰化程度的不同，其在核磁共振的影像中会呈现低等到中等密度的块状阴影，对痛风性关节炎的诊断具有较大价值。

核磁共振检查对饮食、药物没有特别要求，但装有心脏起搏器的患者禁止做核磁共振检查。

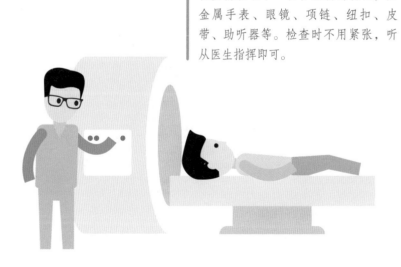

检查前须取下一切含金属的物品，如金属手表、眼镜、项链、纽扣、皮带、助听器等。检查时不用紧张，听从医生指挥即可。

其他辅助检查

> 因为痛风发作时会连累关节，引起急性关节炎，所以在必要时医生会建议进行关节腔穿刺检查，抽取关节腔滑液。如果检查发现关节积液中存在尿酸盐晶体，那么就可以确诊为痛风了。另外，患者如果有高血压、冠心病等疾病，就还要做一些辅助检查，因为长时间尿酸过高会影响心脑血管健康。

✚ 关节腔穿刺：痛风诊断金标准

急性痛风性关节炎发作时，肿胀的关节腔内可能存在积液，此时为了明确诊断是痛风还是假性痛风，医生会取关节腔滑液进行检查。痛风患者即使在无症状期，亦可在关节腔内找到尿酸盐晶体，而急性痛风性关节炎患者，关节腔滑液中的尿酸盐晶体检出率高达95%。

要听医生嘱咐摆好体位

有些人对穿刺有一定的恐惧心理，关节穿刺取液需要做局部麻醉，只需要在医生的要求下摆好体位就可以了，不必担心疼痛或者身体损伤的问题。整个过程通常只有十几分钟，患者要积极配合医生，不要乱动，方便一次成功。

解读穿刺结果化验单

　　关节腔穿刺具有极其重要的诊断意义，报告单中结晶那一项，如显示尿酸盐结晶，则表示患有痛风；如显示类固醇结晶，常见于类固醇制剂引起的急性滑膜炎；如显示胆固醇结晶，常见于结核性、类风湿性关节炎。

检查项目：关节液检查

姓　名：		患者编号：		性　别：		年　龄：
样本编号：		患者类别：		科　别：内分泌		
标本类型：		备　注：				

项目	结果	参考值
外观	黄、稍浑浊	淡黄色
黏度	低	粘稠
黏蛋白凝块形成	一般，差	阳性
细胞计数及分类	$10000*10^6$/L，中性粒细胞>50%	$(200-700)*10^6$/L
蛋白质	明显增多	11-30g/l
葡萄糖	正常	3.3-5.3mmol/l
结晶	尿酸盐结晶	-
细菌	无	无

采样时间：　　　　　　　接收时间：　　　　　报告时间：

#本报告仅对所检测标本负责！　　　　　检验者：　　　审核者：

报告显示患者关节腔滑液中有尿酸盐结晶，即可诊断为痛风。

✚ 心电图或心肌酶：排查心血管危险因素

　　目前有研究表明，痛风可提高患缺血性心脏病和动脉粥样硬化的概率，是引发冠心病的危险因素。因为痛风频发的患者，其血脂几乎都会升高，其中甘油三酯升高较为明显。

检查可能会更多更复杂

心电图检查可以帮助患者及早发现冠心病，建议痛风患者要定期检查。除此之外，医生可能还会开具心功能测定、心肌酶检查等一些列化验单，判断有无心脏病和心肌细胞坏死。必要时，患者还要进行头颅CT或冠状动脉造影，以观察有无脑动脉硬化等病变。而眼底检查可作为发现动脉粥样硬化的简便方法。

解读心肌酶化验单

乳酸脱氢酶（LDH）：异常可考虑心肌梗死、肝脏疾病、恶性肿瘤、部分血液疾病。

简 称	项 目	结 果	参考区间	单 位
LDH	乳酸脱氢酶	140.83	120—250	U/L
a-HBDH	a-羟丁酸脱氢酶	107.60	72—182	U/L
CK	肌酸激酶	57.91	50—310	U/L
CK-MB	肌酸激酶同工酶	16.43	<=24	U/L

肌酸激酶同工酶（CK-MB）：异常可考虑急性心肌梗死，特性优于肌酸激酶。

肌酸激酶(CK)：异常可考虑心肌炎、脑血管意外、甲状腺功能减退。

a-羟丁酸脱氢酶（a-HBDH）：异常可考虑心肌梗死、叶酸及维生素B_{12}缺乏。

心肌酶检查前的禁忌

患者进行心肌酶检查之前，注意不要抽烟、喝酒，少吃胆固醇过高的食物，空腹12小时取静脉血，取血前不要剧烈运动。

3

"减痛"饮食：
管住嘴，
尿酸才能降

忌口：远离不良饮食习惯

"

说起痛风饮食的禁忌，很多人脱口而出："少吃海鲜
不喝酒！"话虽没错，但对痛风和高尿酸血症患者来说，
这句话仅仅是关键之一，还不够完整。很多疾病在饮食
上没有特别的要求，但是痛风和高尿酸血症却不同，饮食
上的禁忌很多。所谓忌口，核心就是纠正不良饮食习惯，
规避饮食中的危险因素，远离"重口味"，避免血尿酸水平
升高。

"

✚ 高嘌呤食物，一定要"绝交"

正常情况下，一个人每天摄入的嘌呤总含量在800毫克左右。
而痛风以及高尿酸血症患者，每天摄入的嘌呤含量需要减少到400
毫克以下；痛风急性发作时，医生甚至会要求每天嘌呤摄入量控制在
150毫克以下。所以，痛风和高尿酸血症患者的饮食必须严防高嘌
呤食物，急性期、缓解期都不能吃。

生活中常见的高嘌呤食物（嘌呤含量大于150毫克/100克）

肉类	动物内脏和脑组织
水产品	鱼类（沙丁鱼、凤尾鱼、带鱼、鱿鱼），贝类（蛤蜊、牡蛎、干贝）等
浓汤	浓肉汤、浓鱼汤、海鲜火锅汤和羊肉火锅汤等
其他	酵母、鸡精、酒（注意：酒的单位嘌呤含量虽然不高，但它是明确诱发痛风的因素，尤其是啤酒，必须予以高度警惕）

膏粱厚味，大多嘌呤含量高

《内经知要》中讲："膏粱之变，足生大疔。"饮食太过肥甘厚味，易引起痛风。如果一时记不住哪些属于高嘌呤的食物，生活中只需留意，过于美味的珍馐佳肴，如海鲜类、加工肉类、动物内脏、油炸类、膨化类、烧烤类等高热量的食物统一称为"膏粱厚味"，这些"重口味"的食物很多都是高嘌呤食物，是引起痛风的导火索。

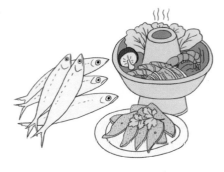

鱼类、火锅、动物内脏等含有较多嘌呤，一顿没管住嘴就容易摄入超标，导致体内尿酸突破饱和点，引发痛风。

通过食物类别来判断嘌呤含量

如果觉得食物太多，识别起来有难度，可以简单地按以下分类来帮助识别。

颜色越浅嘌呤含量越低

动物内脏、鱼子、蟹黄、肉汤、陈年黄酒

猪肉、牛肉、鸡肉、鸭肉、贝类、啤酒、黄酒

坚果类、豆类及制品

蔬菜类、菌类

谷类、水果类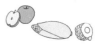

一时戒不掉高嘌呤食物怎么办

很多患者常说："道理我都懂，可我就是做不到啊。"虽然饮食注意事项很明晰，但要一下子对它们全部回避的确是太难了。所以建议温和"绝交"，这样更容易坚持。

如果痛风还没有发作过，那么只需要多跟高嘌呤食物打个照面，知道这些食物是"危险分子"，想吃的时候少量吃一点，这不至于造成破坏性后果。时间长了，不吃也就没那么难受了。

如果痛风已经发作过了，那么需要秉持迟早要"绝交"的强烈念头，绝不能大快朵颐，引火上身。忍不住时建议浅尝辄止，尝一尝就好，再慢慢地改掉不良饮食习惯，戒掉这些高嘌呤食物。

✚ 警惕！低嘌呤食物也会诱发痛风

高尿酸患者选择低嘌呤食物，这一点本身没错，但是低嘌呤食物也并不是绝对安全，它们之中也有"叛徒"：一些低嘌呤的食物也有升高尿酸水平的风险。例如，蛋糕、饼干、巧克力、冰激凌、奶油和黄油等食物，虽然本身嘌呤含量低，但是却能抑制尿酸排泄；香蕉、甘蔗、蜂蜜等在分解过程中可以促进尿酸的生成，引起血尿酸水平升高。

低嘌呤高风险食物表

食物种类	诱发痛风的原因
含糖饮料	市售的任何甜饮料（碳酸饮料、果汁、功能性饮料等），可诱发代谢异常，减少尿酸排泄。
蜂蜜	蜂蜜是明确的不适合痛风患者食用的食物，尤其是痛风急性发作期，更应禁止食用。蜂蜜中果糖含量高达70%。
较甜的水果及其鲜榨汁	香蕉、荔枝、哈密瓜等，食用量需要加以控制。另外，柑橘、桃子、李子、杏子等含蔗糖较多，而蔗糖分解后有一半会转化成果糖。这类水果一天食用量需要控制在200克以内，不要一次性吃很多，以免诱发痛风。
糖和糕点	这类食物含有大量蔗糖，而蔗糖会在体内转化为果糖，大量食用一来增加尿酸生成，二来增加肥胖风险，不宜多吃。

水果，不是多多益善

水果基本上都是低嘌呤食物，但是对高尿酸血症患者来说，却是一把"双刃剑"，吃得太多也会成为"甜蜜的负担"。水果多含有果糖，果糖在体内转化的过程中，会促进嘌呤合成，从而使得尿酸生成增多。大量摄入果糖或蔗糖，还会引起胰岛素抵抗，间接抑制肾脏排泄尿酸。市售的加工类水果产品，商家为了使其风味更好，往往会添加蜂蜜、白糖、食品添加剂等。再次加工的水果已经不是纯天然的食物，热量和含糖量远高于同等重量的鲜果。因此，高尿酸血症患者要尽量选择纯天然的低糖水果，尽量少吃二次加工的水果。

远离奶茶等含糖饮料

奶茶多是由奶精粉、茶水、人造果糖等组成的，属于高糖、高热量饮品。其中，人造果糖常以玉米为原料，甜度非常高。因此，高尿酸血症患者应避免摄入含有太多人造果糖的饮料（包括含糖苏打水）及食物，同时也要限制自然糖分果汁的摄入量。另外，也不要大量食用蜂蜜，因为蜂蜜中果糖含量高达70%。

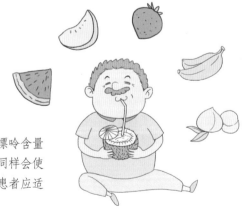

椰子、香蕉等水果虽然嘌呤含量较低，但含糖量较高，同样会使血尿酸水平升高，痛风患者应适量食用。

✚ 远离高脂饮食，给身体减负

糖尿病、高血压、冠心病、高脂血症都属于生活方式病，而高脂饮食与这些疾病的高发密切相关。对痛风和高尿酸血症患者来说，体内已经存在嘌呤代谢异常的情况，如果再加上其他代谢紊乱的情况，可谓雪上加霜。

脂肪影响尿酸排泄

脂肪在体内代谢后，也会来到肾脏，由肾脏排出。脂肪摄入过多，肾脏忙不过来，难免"顾此失彼"，其他代谢产物与尿酸竞争性排泄的局面，必然会让血尿酸水平升高。

增加并发症的风险

高脂食物往往比较美味，如奶油糕点、油炸食品、汉堡包、各种酱料等，一不小心吃多了，不仅尿酸水平升高，而且会增加高脂血症、糖尿病等的发病率。因此，采取低脂饮食对痛风患者的代谢很有好处，还能降低患上并发症的概率，延缓肾脏等器官受损的进程。

选择富含不饱和脂肪酸的食物

脂肪对维持人体的生理活动有重要作用，痛风和高尿酸血症患者在避免高脂饮食的同时，还要保证一定的摄入量。在饮食上，尽量让摄入的脂肪来源于富含不饱和脂肪酸的食物（如鱼肉、奶制品、植物油等），尽可能少食饱和脂肪酸含量高的食物（如肥肉、黄油、猪油等）。

蔬菜低脂高膳食纤维，水果富含维生素；鱼肉低脂高蛋白，富含不饱和脂肪酸。每天均衡搭配，不仅吃得健康，也更美味。

✚ 严格限盐，保护肾脏

当血液中尿酸盐浓度超过饱和点时，就有可能导致尿酸盐结晶沉积于关节、肌腱、韧带等处，从而引发痛风急性炎症反应。而盐里面的钠有促使尿酸盐沉积的作用，因此，痛风患者应严格限制盐的摄入。

痛风和盐，伤的都是肾

长期高盐饮食，会诱发和加重高血压，血压以及尿酸水平过高会对肾脏造成双重伤害。虽然盐对嘌呤代谢及尿酸代谢没有直接影响，但为了避免引起或加重高血压，减轻对肾脏的破坏，痛风患者必须限制盐的摄入，拒绝高盐饮食。

"看不见的盐"更要少吃

高尿酸血症和痛风患者每天摄入盐不要超过5克，一般在2~4克。在计算盐的摄入量时，酱油、蚝油、豆瓣酱、豆腐乳、鸡精等调味品中的盐也不能忽视；而熟食、腌制食品等加工类食品的含盐量也很高。这些食品的含盐量往往不好计算，也容易被忽视。因此，在烹饪时如果加了含盐的调味料，一定要记得少放盐或不放盐。

控盐小妙招

1. 养成使用限盐勺的习惯，控制每天盐的摄入量。

2. 用醋、柠檬、葱、姜、蒜等来替代盐调味。

3. 烹饪时不要早放盐，起锅前再放，可以相对减少盐的用量。

4. 改变烹饪习惯，尽量用蒸、煮等健康的烹调方式。

5. 食物口味过重时，用白开水涮一涮再吃。

✚ 少吃火锅，少喝浓汤

临床上，很多痛风急性发作的患者在发病前都有大量饮酒、吃火锅、喝浓汤的经历。火锅和浓汤里有肉有菜，看上去食物结构比较均衡，其实嘌呤、盐等诱发痛风的物质早就超标了。

汤里溶解大量嘌呤

嘌呤是水溶性物质，用羊肉、牛肉、猪肉、鸡肉、鸭肉等炖汤或者涮火锅，大量嘌呤会溶解进入汤中，喝汤进补的同时，嘌呤也不知不觉溜进了胃里。而火锅吃到后面，吃的每一口菜都相当于在嘌呤里打了个滚，要是还喜欢喝火锅汤，痛风自然就敲锣打鼓地来了。

食材和底料多为高嘌呤食物

火锅和浓汤之所以会成为痛风的诱因，是因为涮火锅的菜或熬汤的食材大多富含嘌呤。例如各类红肉、毛肚、脑花、鸭肠等，各种海鲜和豆制品等。而火锅底料、蚝油、豆腐乳等调味品也属于高盐或者高嘌呤类食物。

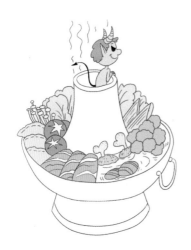

火锅有菜有肉，看起来营养丰富，实际却是一顿"高嘌呤大餐"，加之各种调味品，对高尿酸血症和痛风患者很不友好，极易诱发痛风。

忍不住，先吃菜再吃肉

如果病情长期缓解，又实在想吃火锅解解馋，那一定要注意方法。首选低嘌呤食物，如各种蔬菜，且蔬菜的量至少要在肉的2倍以上。对于高嘌呤食物，先用煮、焯的方法处理几遍，这样能减少40%左右的嘌呤。涮火锅时，最佳顺序是先素后肉，先涮薯类和蔬菜，这样容易有饱腹感，再吃肉类就可以避免摄入太多脂肪。如果是火锅，不管汤底是清汤、菌菇汤还是骨汤，都不要在吃完后喝汤。

✚ 不管什么酒，能戒就戒

酒是引发痛风的危险因素。酒精摄入量越多，痛风的发病风险也就越高。而不同种类的酒，也能引起不同程度的痛风发作。啤酒和高度白酒，引起痛风发病的风险极高，尤其是啤酒，与痛风发病的相关性最大。

酒精分解的乳酸"杀伤力"更强

如果查询酒类的嘌呤含量，会发现酒其实是一类低嘌呤食物，例如，日式烧酒的嘌呤含量几乎为0，每100毫升葡萄酒的嘌呤含量仅为0.4毫克。那为什么酒精会被列入痛风头号黑名单呢？这就不得不提到乳酸。酒精即乙醇，乙醇代谢会产生大量乳酸，乳酸到达肾脏后，就会和尿酸竞争排泄通道。残酷的是，乳酸"战斗力"比尿酸强，尿酸排不出去，只能加速堆积起来，从而诱发痛风。

啤酒，伪装起来的嘌呤

研究已经证实，啤酒与痛风发作呈极强正相关。乍一看，每100毫升啤酒的嘌呤含量只有7.9毫克，比动物内脏等高嘌呤食物要低很多。所有食材的嘌呤含量都是取100克来计算的，100毫升啤酒，相当于100克固体食材。然而，一瓶啤酒的容量往往是500毫升，嘌呤含量能达到40毫克左右。喝啤酒的人很少只喝一瓶，往往起步就是两三瓶。一顿饭下来，不算吃菜，光是酒里的嘌呤就已经超标了。此外，啤酒中的嘌呤是鸟嘌呤，特别容易被人体吸收，然后迅速转化为尿酸，加上酒精的脱水作用，非常容易升高血尿酸水平。

应酬时如何饮酒

工作、生活中难免会有一些应酬，谁都不能保证一下子就滴酒不沾。如果实在不能避免，那就控制好量，因为严格计算，100毫升啤酒（1/5玻璃瓶、易拉罐1/2罐以下）只含7.9毫克嘌呤，100毫升白酒（二两）则只含0.2毫克嘌呤。也就是说，在不得已喝酒的情况下，喝得越少，对身体影响越小。但是，喝酒往往配着烧烤、海鲜等高嘌呤饮食，好不容易把酒一小口一小口忍下来了，可是烧烤、海鲜却大口大口吃下肚，还是无法控制嘌呤的摄入量。因此，不管什么酒，最好都不要喝。

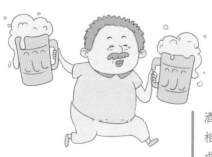

酒，尤其是啤酒，与痛风发病的相关性最强，不仅会在人体内形成尿酸，还会影响尿酸排出。

✚ 烧烤，令食材嘌呤翻倍

烧烤摊之所以会成为痛风的头号"犯罪场所"，正是基于嘌呤在这个场合会骤然升高，产生"1＋1＞2"的后果。同样的食材，生的和烤熟后，嘌呤含量变化很大。很多烧烤食材，如羊肉、大虾、生蚝、鸡翅、菌类等，在经过高温烤制后，嘌呤含量会骤然增加，尤其是海鲜与菌类。

常见食材烤制前后嘌呤含量变化

食材	嘌呤含量 （毫克/100克）	食材	嘌呤含量 （毫克/100克）
鲅鱼（生）	214	鲅鱼（烤）	452
虾（生）	231	虾（烤）	256
鳕鱼（生）	71	鳕鱼（烤）	230
羊肉（生）	109	羊肉串（熟）	223
鲫鱼（生）	154	鲫鱼（熟）	190

数据来源：《中国食物成分表标准版（第6版）》

海鲜类如生蚝、牡蛎、蛤蜊等，本身就属于高嘌呤食物，烤制后嘌呤含量还会增加，痛风患者一定要避免食用。

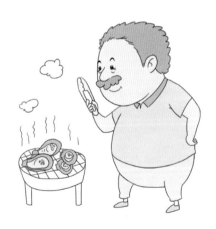

60

烧烤食材提前做处理

1.肉类的选材上,以油脂少的为佳,例如猪里脊肉、鸡胸肉、鸡翅等。

2.所有食材都要多清洗,尤其是嘌呤含量相对高的鱼、肉、贝类、菌类等。因为嘌呤具有良好的水溶性,多用清水泡一泡、洗一洗,就能带走一部分嘌呤。

3.提前将食材腌入味,这样可以避免烧烤酱料使用过量,也可以避免因为觉得味道寡淡而不知不觉加调味品。

4.将啤酒替换成大麦茶、淡绿茶等饮品,夏天准备凉的,冬天准备温热的,不仅可以大大降低嘌呤摄入量,还能解腻护肠胃,一举多得。

✚ 少吃辛辣,避免加重关节炎症

痛风和高尿酸血症患者的饮食要求清淡,辛辣的食物刺激性比较强,容易兴奋自主神经,在没有症状的时期,大量食用辛辣刺激性食物甚至可以诱使痛风急性发作,加重关节红肿、热痛的症状。

在痛风性关节炎急性发作期,关节通常红肿、疼痛,这在中医里属于热证或湿热证,此时不要吃任何辛辣刺激性食物,如辣椒、咖喱、胡椒、花椒、芥末等。

难以做到立刻戒辛辣时,建议从减少辛辣刺激性食物的量开始。在病情缓解期,根据身体情况,可少量或适量进食辛辣刺激性食物。

✚ 改"八分饱"为"七分饱"

对高尿酸血症和痛风患者来说，吃饭"八分饱"还是太多，控制在"七分饱"刚刚好。七分饱标准是：胃还没胀，可吃可不吃，吃了这一口，下一顿不会提前饿，也不会不想吃饭。饭前喝点汤，吃饭时不要着急，要细嚼慢咽，这样不至于吃得太快。吃饭前可以先定好自己的饭量和菜量，这样就不至于吃得太多。饭后要尽快离开餐桌，免得忍不住多吃。

✚ 在外就餐，先吃主食和青菜

有些患有痛风的上班族经常点外卖吃，而且难以推辞各种应酬。外面的餐食和家庭饮食相比，油多、盐多、热量高，嘌呤含量也不确定。但因为工作原因，免不了以上这些情况，对经常点外卖和应酬的痛风患者来说，要注意以下几点。

1 尽量选家常菜馆。普通的家常菜馆和特别的素食店比较适合痛风患者。

2 尽量点清淡的水煮菜品。主动点一些适合自己的菜肴，比如水煮、清蒸菜品。

3 跟服务员下单时，请他嘱咐厨师做菜时少放油、盐、糖。就餐时也尽量不蘸调味品。

4 要求先上主食。先吃主食，少吃肉，多吃蔬菜，尽可能不饮酒。

坚持低嘌呤饮食，
多吃碱性食物

> 外源性嘌呤占人体嘌呤来源的20%，食物中的嘌呤，少吃就少得，不吃就不得，所以高尿酸血症和痛风患者的日常饮食，食物嘌呤含量要低。另外，医生还会建议多吃碱性食物，长期坚持下来，可以提高尿液的碱性，提高尿酸的溶解度，有利于尿酸盐的溶解，促进尿酸的排出。

✚ 合理搭配低嘌呤食物

每100克食物中，嘌呤含量在25毫克以下的，统称为低嘌呤食物。低嘌呤食物可选择的范围很广，包括各种谷物、蔬果、蛋奶，一部分水产，甚至茶，基本上涵盖了所有的食物类别，大大丰富了每日食物搭配的多样性，只要能识别出高嘌呤与中嘌呤食物，剩下的基本上是低嘌呤食物。

生活中常见的低嘌呤食物（嘌呤含量小于25毫克/100克）

类别	具体食材
奶及奶制品	牛奶、奶酪、酸奶、炼乳等
蛋类	鸡蛋、鸭蛋、鹅蛋、鹌鹑蛋、鸽子蛋等
动物血	猪血、鸡血、鸭血等
浅绿色蔬菜	白菜、圆白菜、空心菜等
根茎类蔬菜	土豆、芋头、胡萝卜、花菜、芹菜等
茄果类蔬菜	番茄、茄子、青椒、洋葱等
瓜类蔬菜	冬瓜、丝瓜、黄瓜、苦瓜等
水果	苹果、梨等
粮食及粮食制品	大米、小米、玉米、糯米、薏米、面粉、馒头、粉条、面条等
饮料	苏打水、茶等

✚ 低嘌呤饮食也不能无限制

很多患者选择了低嘌呤食物，认为只要是低嘌呤食物就可以，进食量是正常量的好几倍也无所谓，不会引发痛风，因而不需要特别限制。这种做法，看似没吃高嘌呤的东西，但是嘌呤的总摄取量可不低。相比偶尔吃了一顿高嘌呤海鲜但没吃多少来说，前者诱发痛风的概率反而更大。

低嘌呤，还要低热量

很多痛风发作的患者会有这样的疑惑：已经严格限制高嘌呤饮食，为什么痛风发作的频率却不见降低？因为忽略了对热量的控制。食物嘌呤含量低，不代表热量也低，比如米饭是低嘌呤食物，但是吃多了热量会超标，长期高热量会导致体重失控，体重失控又会导致高尿酸。"吃"出来的超重与肥胖，令身体源源不断地产生更多尿酸，是痛风的内源性因素。因此，不能离开热量来谈论"吃"，吃得过饱过撑，也会诱发痛风。

低嘌呤饮食不等于素食

低嘌呤食材以新鲜的蔬菜、水果及谷物、奶类为主，对降低尿酸水平很有利，可以看作"绿灯区"食物。但有一些患者片面地认为"低嘌呤饮食＝素食"，严格起来一点荤腥都不吃，长期下去健康也会出现问题。饮食种类单一会导致营养不均衡，易引发其他疾病。低嘌呤食物的搭配首先要遵循营养均衡的原则，并在合理的摄入范围内，进一步控制好每天摄取的嘌呤总量。

痛风患者在日常饮食中并不是不能吃肉和海鲜，适量吃一些低热量、低嘌呤的食物，如鸭血、鳝鱼，再搭配绿叶蔬菜和少量主食，既营养均衡，也不会摄入太多嘌呤。

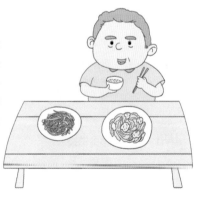

✚ 四周低嘌呤餐单举例

第1周低嘌呤餐单

时间	早餐	午餐	晚餐
星期一	白萝卜粥 煮玉米 橙子	米饭 香菜土豆丝 海参木耳汤	二米饭 番茄烧茄子 小白菜冬瓜汤
星期二	玉米胡萝卜粥 紫薯包 核桃	杂粮饭 苦瓜拌木耳 洋葱炒鸡蛋	米饭 凉拌莴笋丝 小炒血豆腐
星期三	牛奶 全麦面包 水煮鸡蛋	二米饭 番茄炒猪血 葱香芋头	玉米馒头 青椒炒干丝 虾皮冬瓜汤
星期四	山楂陈皮桂花粥 豆沙包 樱桃	米饭 山药木耳炒莴笋 蒜蓉空心菜	杂粮饭 上汤娃娃菜 尖椒鸭血
星期五	藕粉 蒸红薯 杧果	二米饭 肉丝炒茄块 芹菜白萝卜汤	米饭 菠萝咕咾肉 青红椒炒茄子
星期六	水果燕麦粥 素菜包 水煮鸡蛋	杂粮馒头 青椒炒干丝 番茄鸡蛋汤	米饭 猪血炖豆腐 榨菜炒鸡蛋
星期日	红薯红豆汤 牛肉煎饺 苹果	米饭 蒜香鸭蛋 清炒苋菜	白菜猪肉水饺 香菜土豆丝

第2周低嘌呤餐单

时间	早餐	午餐	晚餐
星期一	荠菜粥 牛肉煎饺 猕猴桃	杂粮饭 玉米炒青椒 蒜蓉丝瓜蒸粉丝	米饭 蒜蓉西蓝花 圆白菜炒肉
星期二	番茄荞麦面 苹果哈密瓜沙拉 榛子	玉米绿豆饭 鸡蛋羹 清炒芥蓝	二米饭 青椒鸡片 芹菜白萝卜汤
星期三	牛奶荞麦饮 胡萝卜煎饼 蔬菜沙拉	蒸红薯 凉拌海蜇皮 黄瓜鸡蛋汤	番茄荞麦面 洋葱炒肉片
星期四	冬瓜薏米粥 素菜包 梨	杂粮饭 橄榄菜炒四季豆 菊花兔肉荠菜汤	二米饭 丝瓜炒鸡蛋 醋熘白菜
星期五	小米南瓜粥 肉包子 水煮鸡蛋	番茄汁烩通心粉 蚝油生菜	米饭 尖椒鸭血 豆腐乳炒空心菜
星期六	番茄苹果饮 红枣粽子 核桃	米饭 青椒炒肉 白菜虾皮汤	酸菜猪肉水饺 番茄烧茄子
星期日	黑芝麻糊 全麦面包 水煮鸡蛋	玉米馒头 木耳炒鸡蛋 番茄丝瓜汤	二米饭 鸭肉冬瓜汤 葱香芋头

第3周低嘌呤餐单

时间	早餐	午餐	晚餐
星期一	桑葚汁 牛奶黄油面包脆 榛子	红豆米饭 醋熘土豆丝 小白菜冬瓜汤	二米饭 苹果炒鸡柳 蒜蓉西蓝花
星期二	小米南瓜粥 素菜包 木瓜	米饭 清蒸三文鱼 玉米炒青椒	番茄汁烩通心粉 香蕉桃子水果捞
星期三	桑葚粥 蒸红薯 水煮鸡蛋	米饭 红烧芋头 清炒苋菜	二米饭 洋葱炒猪血 玉米胡萝卜汤
星期四	西瓜冬瓜汁 苦瓜鸡蛋饼 核桃	杂粮馒头 番茄炒猪血 凉拌海蜇皮	米饭 冬瓜鲫鱼汤 清炒苋菜
星期五	牛奶 萝卜丝饼 蔬菜沙拉	杂粮饭 葱烧海参 清炒山药	米饭 凉拌莴笋丝 洋葱炒肉片
星期六	薏米青菜粥 鸡蛋水果沙拉 松子	芹菜猪肉水饺 黄瓜炒鸡蛋	二米饭 荸荠玉米煲老鸭 香菜土豆丝
星期日	水果燕麦粥 红枣粽子 松子	米饭 胡萝卜炒肉丝 鲜虾蒸蛋	玉米馒头 木耳海参汤 清炒芥蓝

第4周低嘌呤餐单

时间	早餐	午餐	晚餐
星期一	山药枸杞粥 豆沙包 水煮鸡蛋	米饭 奶汁西蓝花 木耳炒鸭蛋	杂粮饭 蒜蓉丝瓜蒸粉丝 凉拌海蜇皮
星期二	白萝卜粥 土豆丝饼 水煮鸡蛋	二米饭 番茄烧茄子 白菜炒海蜇皮	米饭 丝瓜魔芋汤 葱油萝卜丝
星期三	枇杷百合银耳汤 牛奶黄油面包脆 榛子	米饭 杏仁炒芹菜 尖椒鸭血	杂粮馒头 番茄炒鸡蛋 虾皮冬瓜汤
星期四	荞麦小米浆 煮玉米 木瓜	中式炒通心粉 苋菜炒鸡蛋	杂粮饭 葱烧海参 黄瓜鸡蛋汤
星期五	绿豆百合粥 素菜包 水煮鸡蛋	玉米馒头 小炒血豆腐 番茄汤	米饭 红烧芋头 拍黄瓜
星期六	牛奶 全麦面包 水果沙拉	米饭 醋熘白菜 茄汁冬瓜	白菜猪肉水饺 凉拌蒜蓉茄子
星期日	猕猴桃银耳羹 豆沙包 核桃	土豆饼 白萝卜番茄汤 玉米炒青椒	米饭 凉拌莴笋丝 土豆白菜汤

✚ 中嘌呤食物，痛风间歇期可以吃

每100克食物中，嘌呤含量在25~150毫克的，统称为中嘌呤食物。这些食物嘌呤含量中等，相当于是"黄灯区"食物，吃多了会对尿酸产生很大的影响。但这些食物都是日常餐桌上少不了的，尤其是肉类、水产类和豆类，是蛋白质的重要来源，完全不吃是不现实的。因此，到了间歇期，病情稳定了，血尿酸水平长期控制住了，这些食物可以适量食用。

生活中常见的中嘌呤食物（嘌呤含量为25~150毫克/100克）

类别	具体食材
豆类	绿豆、红小豆、黑豆、豆腐、豆浆等
坚果类	杏仁、核桃、腰果、花生、栗子等
水产类	鳝鱼、鲈鱼、草鱼、鲫鱼、河虾等
肉类	鸡腿肉、鸡胸肉、羊肉、牛肉、兔肉等
蔬菜类	茼蒿、油菜、四季豆、豌豆、笋干、大葱等
菌藻类	银耳、金针菇、鲜香菇等

中嘌呤食物如何健康吃

痛风患者在间歇期，可以适当地吃中嘌呤食物，关键是要少吃，不能由着性子来，保证每日嘌呤总摄入量不超过400毫克就是合适的。如果病情控制得较好，长时间处于间歇期，并且高尿酸血症得到了良好的控制，那么中嘌呤食物的摄入量还可以进一步放宽一点，高嘌呤食物则遵循"尝个味"的准则。如果是在痛风急性期，为避免加重病情，影响治疗，中嘌呤食物还是需要忌口的。

✚ 多吃碱性食物，提高尿酸溶解度

不论是在痛风的急性期还是间歇期，医生都可能将碱化尿液作为必要的治疗手段。通过提高尿液的pH，可以促使尿酸盐结晶向游离尿酸转化，随尿液排出体外，有效防止尿酸在尿道形成尿酸盐结晶。

碱化尿液的方法主要有药物和食物两种。药物治疗时，医生往往会开具碳酸氢钠，俗称"小苏打"。不过，碱化尿液的药物只能遵医嘱短时服用，否则易致代谢性碱中毒，以及钠负荷过高引起水肿。因此，鼓励痛风及高尿酸血症患者多食用碱性蔬菜及低糖水果，既能通过碱化尿液促进尿酸的排泄，又能补充丰富的维生素和矿物质，有利于疾病的治疗。

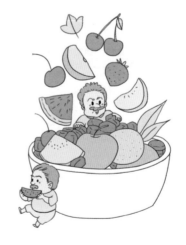

适量吃富含钾的蔬菜、水果，有助于碱化尿液，帮助尿酸排出。

如何分辨食物的酸碱性

有的人会觉得："既然痛风要多吃碱性食物，那我以后就不能再喝酸奶了，做菜时也不要再加醋了！"其实，食物的酸碱度与味道无关，很多口味极酸的食物，如柠檬、橙子、橘子等，都是碱性食物。食物的酸碱，是以被人体吸收后产生的代谢产物的酸碱性来区分的。简单来说，大部分蔬菜、水果、豆类及其制品都属于碱性食品，而肉类、谷类、蛋类、酒类、糖类大部分属于酸性食品。

适合痛风患者的碱性食物

碱性强度	具体食材
弱碱性	樱桃、苹果、洋葱、竹笋、萝卜、土豆、南瓜、油菜、芹菜、莲藕、茄子、豆腐、牛奶等。
中碱性	番瓜、草莓、柠檬、无花果、西瓜、胡萝卜、番茄、白菜、黄瓜、圆白菜、生菜、蛋白、板栗等。
较强碱性	葡萄、葡萄干、茶叶、天然绿藻类等。

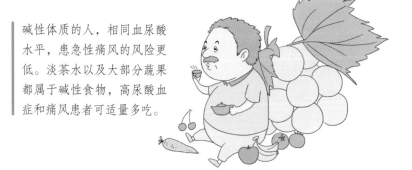

碱性体质的人，相同血尿酸水平，患急性痛风的风险更低。淡茶水以及大部分蔬果都属于碱性食物，高尿酸血症和痛风患者可适量多吃。

每天吃多少，
先要算热量

> 临床上，超过50%的痛风患者有超重或肥胖的情况，研究已经证实，体重超标与高尿酸呈正相关，是诱发痛风的独立因素。高尿酸血症和痛风患者，需要重视对自己体重的管理，医生可能会建议痛风患者尽量使体重低于标准体重的85%~90%。体重与热量息息相关，想要控制好体重，就要学会计算自己每天摄入的总热量，把热量控制在合理范围之内。

✚ 第一步：判断自己消瘦还是肥胖

想知道自己每天需要的热量是多少，首先要知道自己的理想体重是多少，一个比较简易的方法是通过身高、体重来估算。

$$\boxed{\text{理想体重（千克）}} = \boxed{\text{身高（厘米）}} - \boxed{105}$$

上面的公式，只是个简便的判断方法。是否超重或肥胖，从医学角度，需要用更精准的数值来衡量，这个数值就是身体质量指数，即BMI指数，简称体质指数，是国际上常用的衡量人体胖瘦程度以及是否健康的标准，其算法如下。

$$\boxed{\text{BMI}} = \boxed{\text{体重（千克）}} \div \boxed{\text{身高}^2\text{（米）}}$$

成年人身体质量指数标准

根据体质指数判断体形

体质指数	体形
小于18.5	体重过低（偏瘦）
18.5~23.9	体重正常（正常）
24~27.9	超重
28以上	肥胖

　　研究显示，BMI越高，患高尿酸血症的可能性就越大；高尿酸血症及痛风患者在体重减轻后，血尿酸水平会出现明显下降。因此，如果BMI指数提示超重或肥胖，无论检查显示尿酸水平是多少，控制体重都是当务之急。

体重与痛风、高尿酸血症密切相关。肥胖人群往往有爱吃肉、应酬多、生活不规律等特征，患病概率更大。

✚ 第二步：判断活动强度

根据活动强度、体重范围的不同，得出单位标准体重（千克/天）所需的热量，具体参照下表。

活动强度确定每天所需热量

体力活动情况	体重类型	每天每千克摄入热量
轻体力活动 （如坐姿工作）	体重过低者	35千卡/千克（145千焦/千克）
	正常体重者	25~30千卡/千克（105~125千焦/千克）
	超重/肥胖者	20~25千卡/千克（85~105千焦/千克）
中体力活动 （如电工安装）	体重过低者	40千卡/千克（165千焦/千克）
	正常体重者	30~35千卡/千克（125~145千焦/千克）
	超重/肥胖者	30千卡/千克（125千焦/千克）
重体力活动 （如搬运工）	体重过低者	45~50千卡/千克（185~205千焦/千克）
	正常体重者	40千卡/千克（165千焦/千克）
	超重/肥胖者	35千卡/千克（145千焦/千克）

✚ 第三步：计算每日所需总热量

不同活动强度所需的热量

活动强度	例子	所需热量［千卡/（千克·天）］		
		偏瘦	正常	超重
卧床		20~25	15~20	15
轻	办公室职员、售货员、教师等轻度体力活动者	35	30	20~25
中	学生、司机、电工、快递员等中等体力活动者	40	35	30

✚ 第四步：做好一日三餐热量分配

　　计算好全天所需的热量后，如何分配是控制总热量的关键。一日三餐的食物种类在保证低嘌呤的基础上要尽可能种类多样，每餐所摄取的热量应该占全天总热量的1/3左右，但午餐既要补充上午消耗的热量，又要为下午的工作、学习提供能量，可以多一些。按照中国营养学会的建议，一日三餐的热量分配，以3:4:3为宜，可依据职业、生活习惯等适当调整。如果是三餐两点心的饮食模式，早餐和上午点心、下午点心和晚餐的热量，大约各占全天总热量的30%即可。总热量的合理分配有利于身体健康，在保证体力充沛的同时还可以避免肥胖。

✚ 节食减肥有可能加重病情

也许有的人会问："既然控制体重就是控制热量，而热量又是吃出来的。那我索性不吃或少吃，是不是问题就解决了呢？" 需要明确的是，控制体重不等于不吃、节食，而是要合理地控制摄入的热量。

首先，挨饿并不符合人的本性，节食过后容易反扑，吃得更多，热量更无法控制。而且，人在饥饿状态下，体内乳酸含量会增加。机体在代谢乳酸时，就会抑制尿酸的排出，从而导致尿酸堆积，反而可能加重病情。

食物不只提供能量，还为机体正常运转提供营养物质。节食期间，身体得不到营养，会影响血液循环和代谢，导致体内的尿酸不能及时排出。如果能量摄入接近甚至低于基础代谢水平，体内器官不可避免地会受到损害，对于已经有基础代谢问题的高尿酸血症患者来说更是雪上加霜。

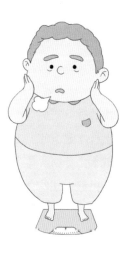

减重需要调整饮食结构、运动方式和生活方式，千万不能盲目地节食，否则可能会加重病情。

家常食材，
选对吃法就不痛

> 饮食在高尿酸血症和痛风的防治过程中起着重要作用，对于高危人群来说，比较难做到的是一日三餐既要保证嘌呤不超标，又要营养均衡，风味还要好。家常食材，只要通过合理的加工和烹饪，是能够做到相对的低嘌呤、低热量的，再通过合理的膳食搭配，就能够既满足口味，又保证健康。

✚ 主食：粗细搭配，选择性食用

粗粮是相对于精米白面而言的，包括谷类、豆类和薯类。例如，谷类中的玉米、小米、燕麦等，豆类中的绿豆、黄豆、黑豆等，以及薯类中的红薯、山药等。对健康的人来说，如果每天的主食里有1/3的粗粮，是有益于身体健康的。因为粗粮含有更多的膳食纤维、维生素和矿物质，且碳水化合物含量少，这些对控制高尿酸血症和痛风都是有益的。但是，粗粮中某些食材的嘌呤含量并不低，痛风患者要有选择性地食用。

选择嘌呤含量低的谷物

主食在人的三餐中占的比重很大，日常饮食应以细粮为主，粗粮为辅，混合食用。但有的痛风患者想多吃些粗粮补充膳食纤维，促进消化。谷类和豆类相比，谷类的嘌呤含量相对更低一些，如小米、玉米、高粱等。选择豆类时，最好食用加工后的豆制品，如豆浆、豆腐等，豆制品经过加工，嘌呤含量比干豆低。

用薯类代替部分细粮

薯类比精制谷物营养价值高，一个人每天可以用50~100克薯类来代替部分精制谷物。但土豆、红薯、芋头、山药等薯类含碳水化合物和膳食纤维较高，因此吃了就要相应减少主食的量。适度增加粗粮在主食中的比例，还可以减轻肥胖和胰岛素抵抗。

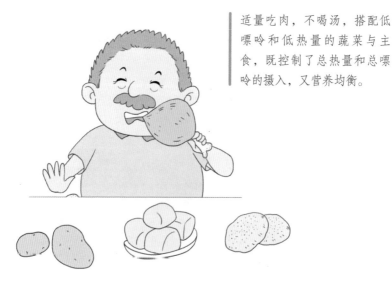

适量吃肉，不喝汤，搭配低嘌呤和低热量的蔬菜与主食，既控制了总热量和总嘌呤的摄入，又营养均衡。

✚ 肉类：不是绝对不能吃

很多人将痛风饮食翻译为：戒酒、少吃肉，低嘌呤饮食，减少饭量。这话看似挑不出毛病，但是很多人自我暗示成了：不行，不能吃肉。实际上，痛风饮食既不是不让吃肉，也不是不让吃饱，而是在总嘌呤含量和总热量摄入合理的框架内，选择任何喜欢的食物来吃。

肉类含有人体必需的优质蛋白、维生素和矿物质，对维持正常的生理功能非常重要。大多数畜肉、禽肉每100克的嘌呤含量不超过150毫克，留下至少250毫克的空间可以自由搭配各类中低嘌呤食物。就算是痛风患者，也需要适量吃肉，只是换个更加健康的方式吃。

1　肉类先做煮沸、氽烫、焯水等处理，这样做可以去除一部分嘌呤，再加工食用。

2　在痛风急性发作期，暂时不吃肉类，间歇期可以适量食用。

3　控制摄入量，比如限制自己每天最多吃100克肉。

4　白肉脂肪含量相对低，每周可以用鸡肉、鸭肉、鱼肉等白肉替换猪肉、牛肉、羊肉等红肉2次或3次。

5　吃鲜肉，少选火腿、腊肠、腌肉等加工肉类。不吃炖、卤、油炸或烧烤的肉类。

✚ 蛋奶：搭配主食，营养互补

动物性食物中有两名成员对高尿酸血症和痛风患者十分友善，就是蛋和奶，它们是富含必需氨基酸的优质蛋白来源，且氨基酸成分与比例与人体所需最为相近，同时蛋奶也是低嘌呤食物。鸡蛋、鸭蛋、鹅蛋、鹌鹑蛋、鸽子蛋、牛奶、酸奶都是痛风患者可以选择的食物。

很多人早餐有吃一个鸡蛋再喝一杯牛奶的习惯。如果仅仅只吃这两样食物，会浪费鸡蛋和牛奶里面的优质蛋白，对肠胃还会造成负担。可以搭配富含碳水化合物的主食，如燕麦、玉米等粗粮，这样吃不仅可以促进吸收，还可以弥补谷类相对缺乏的赖氨酸，提高整体一餐的营养价值。

需要提醒的是，含乳饮料不是奶，购买时要选择以牛乳或生牛乳为唯一配料，或将牛乳、生牛乳放在配料表第一位的乳制品，如纯牛奶、纯酸奶等。

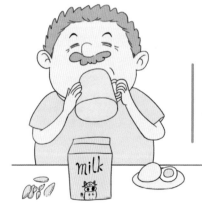

高尿酸血症和痛风患者早餐可以喝200毫升牛奶，吃1个鸡蛋，在保证嘌呤总量不超标的前提下还可以搭配吃1小把坚果。

✚ 蔬菜："双低"好选择

大部分蔬菜适合痛风患者食用，因为日常生活中碰到的蔬菜，大都是"双低"食物，即低嘌呤、低热量。蔬菜的含糖量，尤其是果糖含量比较低，对体内的尿酸水平不会产生过多影响。选择蔬菜时，先查嘌呤含量，菌菇、豆苗、豆芽、油菜等嘌呤含量高的食材少选或不选，淀粉含量高的土豆、山药等也不要食用太多。其他各类时令蔬菜，尤其是绿叶蔬菜，可以放心吃。

凉拌、水煮最合适

高尿酸血症和痛风患者最好保证每餐的蔬菜量在400~500克，如果早饭来不及吃蔬菜，午餐和晚餐可以适当增加分量。在烹饪时不建议煎、炸，尽可能保留蔬菜的"原味"，维生素等营养成分才不易被破坏，热量摄入也更低。新鲜的绿叶蔬菜清洗干净后可以加少量调味品凉拌；如果肠胃不好，不妨水煮蔬菜；如果是胡萝卜等富含脂溶性维生素的蔬菜，可以和肉类一起炖，这有益于维生素的吸收。

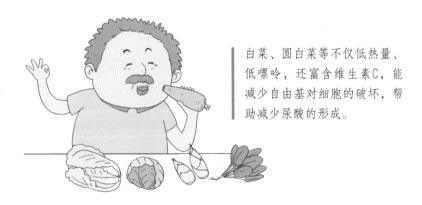

白菜、圆白菜等不仅低热量、低嘌呤，还富含维生素C，能减少自由基对细胞的破坏，帮助减少尿酸的形成。

草酸含量高的蔬菜要焯水

需要注意的是，竹笋、芦笋、菠菜、苋菜以及各种野菜等，这些蔬菜草酸含量比较高。除了尿酸盐会结晶析出形成结石，草酸在人体内一样可以形成草酸钙结石，影响肾脏健康。大量草酸进入人体之后，会降低血液的pH，偏酸的体液环境不利于尿酸排泄。食用过多富含草酸的蔬菜，人体忙于代谢草酸，这样一来，体内的尿酸水平就容易升高。食用这些蔬菜前，建议先放入开水中焯一下，这可以除去大部分草酸。

✚ 豆类：豆制品嘌呤含量更低

豆类属于中嘌呤食物，在痛风急性发作期间，不建议吃豆类及豆制品。但是，豆类含有丰富的植物蛋白，且不含胆固醇，对肥胖、高血压、高脂血症人群等是十分友好的食物，因此，高尿酸血症和痛风患者在病情控制较好的情况下，可以少量食用豆制品。

干豆嘌呤含量非常高，但是一旦经过泡发、研磨、过滤、稀释等，变成豆浆、豆腐、豆腐干等，嘌呤含量则会大大降低，反而变成中低嘌呤食物。

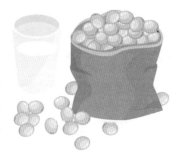

每100克干大豆的嘌呤含量能达到200毫克左右，而豆腐等豆制品每100克仅有50~60毫克的嘌呤。如果早餐喝腻了牛奶，来上一杯豆浆也是不错的选择。

中国营养学会推荐每天进食大豆及坚果类25~35克,25克大豆转化为豆制品,热量大致相当的豆制品如下。

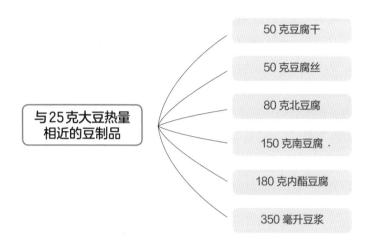

与25克大豆热量相近的豆制品

50 克豆腐干

50 克豆腐丝

80 克北豆腐

150 克南豆腐

180 克内酯豆腐

350 毫升豆浆

所以,处于痛风间歇期的患者可以食用适量的豆制品。豆制品和肉类还可以有一定量的等量替代,多吃豆制品就可以相应减少肉类的摄入,二者同食,以每天不超过150克为宜。但是如果出现肾脏损害,过多地食用豆制品会加重肾脏的负担,不利于病情的控制。购买豆制品,凡是油制、熏制、卤制的,都不适宜,如豆腐泡、五香豆干、熏干子等。

✚ 海鲜等水产:低嘌呤的可以吃

水产品,尤其是海鲜,是令痛风患者闻风丧胆的名词,是不是患了高尿酸血症,就与鱼虾无缘了呢?并不是,在低嘌呤食物列表中,也能够找到水产品的身影,如海蜇皮、鲜海参、海藻等。水产品通常富含不饱和脂肪酸,能保护心血管系统,这对痛风患者是有利的。在痛风急性发作期,需要控制外源性嘌呤,不可以吃海鲜等水产品。在痛风间歇期,可以少量地进食中低嘌呤的水产品。

各类水产嘌呤含量

类别	食材举例	嘌呤含量 （毫克/100克）	饮食建议
贝类	生蚝、蛤蜊、干贝	> 150（高）	不要吃
虾类	河虾	137.7（中）	只能少量吃
鱼类	鳕鱼、鳗鱼、鲈鱼、鳝鱼	70~115（中）	可以少量吃
蟹类	河蟹、海蟹	81（中）	可以少量吃， 但蟹黄不要吃
其他	海参、海蜇	< 10（低）	可以放心吃

痛风患者吃海鲜的正确方式

嘌呤最高的水产品通常是贝类（蛤蜊、生蚝、干贝等）、鱼干等，痛风患者需要严格限制。在食用鱼类时，应避免食用鱼内脏及鱼皮，因为鱼内脏和鱼皮嘌呤含量比较高。因为嘌呤溶于水，所以建议采用水煮的方式烹饪海鲜，但是不要煮海鲜喝汤。食用海鲜之所以容易引起痛风急性发作，还有个重要原因是吃海鲜时往往搭配啤酒，如果喜欢带气的饮品，可以用苏打水代替啤酒。

有益降尿酸的营养素

> B族维生素、钾、钙等都是对抗高尿酸血症的有益营养素。如果日常生活中无法通过饮食满足身体所需，则需要额外补充。

非药物干预对高尿酸血症和痛风的治疗有着至关重要的作用，很多人都不知道，饮食中缺乏营养素也会增加患高尿酸血症的风险。患者平时可以适量补充降尿酸的天然营养素。

✚ B 族维生素：不要盲目补充

B 族维生素参与人体代谢。其中，叶酸能够减少尿酸生成，降低体内尿酸水平。痛风患者急性发作期可能因服用秋水仙碱导致维生素 B_{12} 吸收不良，出现手足无力、麻木等症状。此时，医生会开具 B 族维生素补充剂。

由于 B 族维生素会参与嘌呤代谢的相关过程，摄入过多，反而可能提高体内尿酸水平。所以，补充 B 族维生素不能盲目，日常均衡饮食即可满足每天所需。

✚ 钾：消肿利水，碱化尿液

钾是维持人体生理功能的重要元素，有很强的利尿消肿功能，能促进尿液带走更多的尿酸，减少尿酸盐沉积；同时钾的化合物多呈碱性，可以碱化尿液，提高尿酸的溶解度。早期痛风患者多摄入富含钾的食物，有助于改善病情。

补钾是一个循序渐进的过程，不能急于求成，食补是最佳途径，建议每人每天从饮食中摄取 3000 毫克的钾。适合痛风患者的高钾食材有西蓝花、芹菜、红萝卜、土豆、芥蓝、莲藕、娃娃菜等。如果出现肾功能损害，会影响钾从体内排出，此时一定要慎用钾盐，及时咨询医生。

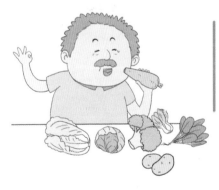

补钾不仅要选对食材，还要选择健康的烹饪方式。不要用煎、炸、烧烤等方式，选择清炒、蒸、煮等，清炒芥蓝、虾仁西蓝花都是不错的选择。

✚ 钙：预防痛风合并高血压

高尿酸血症及痛风患者中，一半以上的人合并有高血压，痛风和高血压可谓是"难兄难弟"，互为因果，互相促进。高血压患者需要严格控制钠盐的摄入量，而钙与钠在人体内是竞争关系，钙可以抑制肾小管对钠的吸收，促使过多的钠从尿液排出，间接降低血压，同时预防痛风。合理补钙，还可降低外周血管的阻力，并使外周血管扩张，因此补钙具有降压的作用，有助于预防痛风合并高血压。

适合高尿酸血症和痛风患者食用的富含钙的食物有牛奶、酸奶、豆浆、豆腐干、豆腐等。中国营养学会建议每人每天摄入800毫克钙，如果食补不够或者吸收不好，可选择补充钙剂。

补钙除了吃含钙食物外，日常还要多参加户外活动，多晒太阳。食物中的钙很特别，需要配合维生素D才能被身体吸收，而皮肤接收阳光，就像植物进行光合作用一样，能促进身体合成足够的维生素D，从而促进钙的吸收。

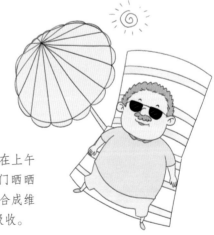

选一个空气好的日子，在上午10点或下午4点左右出门晒晒日光浴，可以促进身体合成维生素D，从而促进钙的吸收。

✚ 膳食纤维：改善胰岛素敏感性

高尿酸血症有可能会引起胰岛素抵抗，反过来胰岛素抵抗也会引起各种代谢性疾病，如高脂血症、高血压、糖尿病等，这些都跟痛风有一定关系。研究证明，胰岛素敏感性降低是导致原发性高尿酸血症的主要原因之一。

膳食纤维可以提高胰岛素的敏感性和利用率，而且膳食纤维热量低，进入胃肠后，吸水膨胀呈胶状，吃了容易有饱腹感，能间接减少外源性嘌呤的摄入。所以，适当补充膳食纤维有利于降低血尿酸水平。

富含膳食纤维的食物有燕麦、糙米、魔芋、苹果、柚子、胡萝卜、莲藕、芹菜、洋葱等，都是低嘌呤、低热量的食材，适合高尿酸血症患者食用。蔬果的皮里膳食纤维含量最为丰富，去皮之后流失量可达24%~46%。所以，能够带皮吃的果蔬，不妨洗干净点带皮一起吃。

✚ ω-3脂肪酸：保护心血管

高尿酸血症是心血管疾病的危险因素，而且很可能是心血管疾病的独立危险因素。而ω-3脂肪酸属于多不饱和脂肪酸，对心脑血管系统具有保护作用，还能缓解关节僵硬和关节疼痛，发挥抗炎药物的疗效。ω-3脂肪酸在鱼类和植物油中含量最为丰富，但是鱼类嘌呤含量比较高，高尿酸血症患者可以适当选择橄榄油、葵花子油、玉米油、核桃油等。ω-3脂肪酸的摄入量建议为每人每天2~3克，如果食补不足，可在医生指导下适当服用鱼油等补充剂。

合理饮水，
真的能降尿酸

> 多喝水这件事，对高尿酸血症和痛风患者非常重要。水分足了，血液中的尿酸被稀释，尿酸水平就降下来了，水分还能稀释体内的炎症因子。同时，水分足了，尿液才会多，尿酸排出也会多。当痛风急性发作时，大量喝水能显著缩短疼痛时间，减轻症状，冲刷尿路，保护肾脏。

✚ 每天饮水 2000 毫升以上

根据《中国居民膳食指南（2022）》的推荐，正常人每天饮水量的要求是1500~1700毫升，如果是普通的一次性纸杯，一杯容量大约200毫升，那么8杯水大概是1600毫升。而对于痛风患者而言，每日的饮水标准要往上调整，饮水量需要达到2000毫升，即10个一次性纸杯的容量，才会对病情好转有帮助。建议高尿酸血症患者全年常备2000毫升的储水容器，夏天用凉水壶，冬天用暖水壶，这样每天能够对喝没喝足水了然于心。

✚ 过多饮水会加大肾脏负担

每日饮水量建议不超过3000毫升，如果喝下了太多水，大多数情况下，人体会通过增加尿液、汗液来排出，同时加快呼吸及加重肾脏负担。部分高尿酸血症和痛风患者合并高血压、肾功能不全、心功能不全等，则要根据具体病情，在医生的指导下控制饮水量。

✚ 少量多次，不要一次喝太多

痛风患者不能喝水不足，也不能一次喝过量。很多人习惯等到口渴时才去找水喝，而由于太渴，很容易喝得又猛又多。如果一次或者短时间内喝下了太多水，那么肾脏负担会瞬间加大，当过多的水分没能及时排出，留存在人体组织间隙中时，患者就会出现水中毒症状。水中毒会导致低钠血症，典型症状是腹胀、水肿，甚至会意识模糊、剧烈头痛。痛风患者要遵守少量多次的原则，一杯一杯地喝，避免加大肾脏负担。

✚ 选择合适的时间饮水

最佳饮水时间是早晨起床时、两顿饭之间和晚上。在两顿饭之间适当饮水，能够增加饱腹感，间接减少摄入的食物量和热量。饭后1~2小时再饮水，可以润滑肠胃，不要吃完饭立即饮水，否则会影响食物的消化，增加胃肠道负担。另外，痛风最易在夜间发作，在晚上睡觉之前要喝一些水，但要适量，以免频繁起夜影响睡眠。

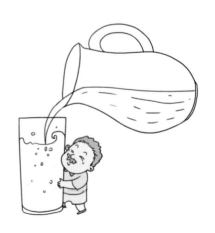

✚ 白开水是最佳选择

白开水的pH在6.5~8.5之间，偏碱性，有助于高尿酸血症患者排出尿酸，而且白开水的渗透压最有利于溶解体内各种有害物质。日常生活中，习惯早晨起床喝一大杯水的人不少，建议高尿酸血症患者晨起第一杯水不要喝淡盐水，更不要喝蜂蜜水，白开水是最佳选择。多喝白开水还可以降低血液黏稠度，对预防痛风并发症有着重要作用。

此外，市售矿泉水往往也呈微碱性，并富含微量元素，出门在外时喝矿泉水也是可以的。要注意的是，市售的纯净水因过滤掉了矿物质，不宜作为日常饮用水。

 想喝点"有味道"的水怎么办

如果是无症状的高尿酸血症患者，偶尔喝一次"有味道"的水，大概率不会有什么严重后果。即使是在痛风急性发作期，可以喝的饮品也有很多，如苏打水、苹果醋、柠檬汁饮料、脱脂奶、无糖咖啡、淡茶水等，但不主张过量饮用以上饮品来达到降尿酸的目的。无论痛风是否发作过，都不应当养成以碳酸饮料或者果汁代替白开水的习惯，因为它们是明确会导致尿酸水平上升的因素。

✚ 不能依赖喝苏打水降尿酸

苏打水，就是溶入碳酸氢钠的水，是一种碱性水。其不具备降尿酸的功效，只是在痛风急性发作期可以用于缓解症状。它可以碱化尿液，减少尿酸盐结晶形成，促进尿酸排出，还能提高降尿酸药的疗效。不过，单靠喝苏打水来治病的想法，是不可取的。

碳酸氢钠属于钠盐，摄入过多会增加肾脏负担，还会升高血压，伴有高脂血症、高血压、冠心病和肾功能损害等疾病的患者，不适合饮用苏打水。即使是肾功能好的患者，饮用苏打水的时候，也要相应减少钠盐的摄入量。

与其他饮料相比，苏打水确实是相对好一些的选择，但最推荐给高尿酸血症和痛风患者的，依然是白开水。白开水没有多余的热量，除了味道寡淡了点，再也挑不出什么缺点来。

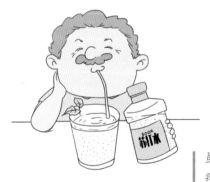

虽然苏打水可以碱化尿液，缓解疼痛症状，但千万不可过度依赖苏打水，甚至把它当成药使用，耽误治疗。

✚ 淡茶水可以阻碍尿酸形成

我国有悠久的茶文化史，对于喜欢茶的痛风患者来说，饮清茶能够利尿消肿，对辅助降尿酸有积极意义。

饮茶的益处

茶叶富含各类维生素，尤其是维生素C，它能促进尿酸盐溶解，减少痛风发作次数。茶叶中的咖啡因有较强的利尿作用，能促进尿酸排泄，预防痛风石。茶呈弱碱性，可以调节人体内的酸碱环境，碱化尿液，促进尿酸盐溶解。茶叶，尤其是绿茶，含有多种抗氧化物质，对于消除自由基有一定的效果，能减少代谢过程中尿酸的形成。通过饮茶能达到多喝水的目的，促进排尿，对降尿酸十分有意义。

喝茶注意事项

1.痛风患者可以喝淡茶，切忌喝浓茶，浓茶会引起失眠和内分泌失调，尿酸会不降反升，甚至诱发痛风，得不偿失。

2.如果除痛风外，同时还面临失眠、胃溃疡等问题，需要暂停喝茶，改为喝白开水。

3.心功能不全或者肾功能不全的患者，有体内水钠潴留的情况和水钠排泄障碍，不要过量饮茶。

4.茶饮料不是茶，市售茶饮料含有过多的糖，会增加痛风急性发作的风险。

4

运动降尿酸：
科学安排，
避免越动越痛

尿酸高的人运动禁忌多

如果要给痛风患者提生活建议，莫过于这十二字箴言：管住嘴，多喝水，降体重，迈开腿。而适当的运动对痛风患者好处是全方位的。然而，生活中因为打了一场球而诱发痛风的情况比比皆是。很多人会困惑："动得不好就痛，痛起来了又没法动，痛过了又害怕动，运动跟痛风，这不是一对矛盾体吗？"

✚ 忌高温，也忌低温

高尿酸血症和痛风患者不宜在高温天气下锻炼，否则心跳和血液循环加快，肺部的通气量会增加，体内环境之间的物质交换和转化过程加快，人体内的水分和盐分流失得也快，从而影响尿酸排泄，容易导致痛风发作。

冬天，室外气温很低，室内外温差较大，年纪稍大的高尿酸血症患者体温调节功能较差，受到寒冷刺激后，极易引发心脑血管疾病。而且在低温下锻炼，身体各部位关节比较僵硬，运动时极易受伤，这对患者来说是大忌，所以冬天在室外锻炼时，一定要注意保暖，活动时间也不要过长。

✚ 忌剧烈运动

数据显示，剧烈运动是痛风发作的重要诱因。很多人认为剧烈运动后大量出汗，尿酸可随汗液排出体外，从而达到降低尿酸水平的目的，这其实是个误区。

正常情况下，尿酸2/3由肾脏排出，1/3从肠道排出，几乎不随汗液排出体外。剧烈运动时大量出汗，体内缺水，血尿酸水平随之升高，出汗多尿量少，肾脏工作效率降低，尿酸排泄也减少。而且这种变化短时间内无法恢复，因为在体内缺少水分的状况下，尿酸的重吸收会增加，这也是为什么很多人在挥汗如雨地打完一场球以后，半夜痛风发作的原因。

剧烈运动属于无氧运动，运动时新陈代谢加快，体内产生大量乳酸，乳酸与尿酸在通过肾脏排泄时是竞争关系，乳酸的优先级更高，尿酸只能望其项背，乖乖堆积起来。

一般来说，不主张痛风患者参加剧烈运动或长时间体力劳动，例如打球、跑马拉松、爬山、长途步行以及健身房中的各项无氧运动等。

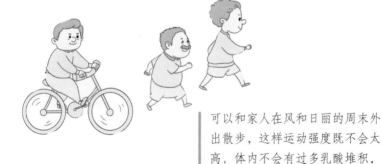

可以和家人在风和日丽的周末外出散步，这样运动强度既不会太高，体内不会有过多乳酸堆积，也有助于提高身体免疫力。

✚ 忌运动后暴饮暴食

运动过后，胃口会变好，人会有进食的欲望，尤其是想吃些甜食或高能量的食物，第一补充体能，第二膏粱厚味口感好，人的整体感受会很舒服。但是高尿酸血症患者日常要严格遵循"双低饮食"原则，即低嘌呤、低热量，因为运动而放弃饮食原则，反而容易引起尿酸水平异常。尤其是运动后爱吃甜食的患者，体内的维生素B_1被大量消耗还会影响嘌呤代谢，人容易感到倦怠，影响体力的恢复和尿酸排泄。

很多人运动后又热又累，爽口的碳酸饮料就成了解除疲劳、清凉解渴的首选。人体在运动中会产生很多乳酸，乳酸堆积会导致身体疲劳，此时再饮用碳酸饮料会促进乳酸和尿酸的生成，使身体疲劳感加重，甚至诱发痛风。

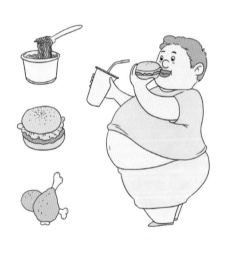

运动后需要及时补充能量和水分，千万不要吃炸鸡、方便面、汉堡等高热量食物补充能量；也不要喝碳酸饮料补充水分，否则会引起痛风急性发作。

✚ 忌运动方案一成不变

不同的痛风患者，不仅病情不同、体质状况不同、生活习惯不同，经过不断尝试与调整，最终寻找到的运动方案也不同。即便是同一个患者，在不同的病情阶段，依照自身的主客观条件与感受，运动方案也需要随时调整。例如，在急性发作期，禁止运动；在间歇期，适宜散步、慢跑，也许还可以适度爬山登高；但是如果出现了痛风石，关节功能受阻，甚至出现畸形，就必须排除爬山等活动，重点是进行柔韧性练习等运动，核心是不增加关节的负担。

不存在一劳永逸的"运动处方"，科学的运动，合理的饮食，必要的治疗，才是对待痛风的正确方法。

✚ 忌以工作代替运动

有很多人会问："我每天工作或者劳动时都耗费了不少能量，这算不算运动呢？"尽管工作以及劳动也会消耗体力，但它们达不到全面锻炼身体的目的，也往往无法取得"感觉神清气爽，活力很足"的运动效果。因此，不能简单地将工作与劳动等同于运动。此外，职业运动也不能等同于运动，职业运动本质上属于一份工作，同时它们往往涉及剧烈运动。

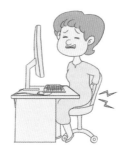

工作时身体长时间处于一种状态，导致肌肉僵硬、酸痛，应工作一段时间就起来运动一下，放松紧绷的肌肉。

✚ 有些并发症患者不能运动

① **风湿性心脏病患者**：是否运动要根据心脏受累的心功能程度决定，心力衰竭程度较严重的患者不宜运动。

② **高血压和脑血管疾病患者**：当血压超过180/100毫米泵柱时，应禁止运动，若服用降压药后血压下降了，可考虑轻度运动。

③ **心肌炎和感冒患者**：患心肌炎或感冒后剧烈运动会使病情加重，该类患者应适当休息或选择轻度运动。

④ **处在痛风急性发作期的患者**：因关节疼痛严重限制运动，该时期要绝对卧床休息。

⑤ **血糖不稳定的糖尿病患者**：血糖控制不佳、明显低血糖或血糖波动较大者，应该暂缓运动。比如空腹血糖已达到10毫摩/升时，应该先把血糖控制平稳，再进行运动。

⑥ **严重心律失常者**：严重的心律失常很可能威胁患者生命，需服药控制。不过当患者病情得到控制并获得专科医生的许可后，可做稍微舒缓的运动项目。

制定科学运动处方

" 高尿酸血症患者需要选择合适的运动方式并长期坚持，根据实际情况掌握好节奏，有度、有序、有方法地灵活进行，才能让运动真正"为我所用"，保持理想体重，增强体质，缓解关节疼痛，预防肌肉萎缩。 "

➕ 第一步：找到适宜的运动强度

运动剧烈与否，标准是波动的，因为每个人对每种运动的承受能力是不同的。例如，经常快步走的人，1分钟走100米，持续走15分钟，可能感觉很轻松；而很少运动的人，以这样的速度走上5分钟也许就气喘吁吁了。因此，判断运动是否剧烈，因人而异。

通过身体反应判断运动强度

判断运动强度的最简单的办法就是直观感受。运动过程中，如果呼吸急促，但是能够和他人正常讲话、交流，那么此时的运动强度适宜；如果上气不接下气，无法正常讲话，则表示运动强度过大。运动过程中身体轻微出汗，头面潮湿，周身发热，精神处于较兴奋状态，运动后感觉轻度疲劳，则说明运动强度适宜；如果头晕、出汗很多、肌肉酸痛甚至颤动，运动后精神不振，感觉很疲劳，则表明运动强度过大。

通过心率判断运动强度

无论是进行有氧运动还是无氧运动，都需要一个合适的心率。运动时心率低，对身体没什么危害，但是起不到锻炼身体的作用；而如果运动时心率过高，对高尿酸血症患者或患有其他疾病的人来说，容易引起恶心、头晕、胸闷等诸多不良反应，对健康不利。

运动的最佳心率可以通过公式简单估算：

$$\boxed{心率} = \boxed{220-年龄} \times \boxed{60\%\sim80\%}$$

以一个年龄为20岁的青年为例：

$$\boxed{220-20} \times \boxed{60\%} = \boxed{120}$$

$$\boxed{220-20} \times \boxed{80\%} = \boxed{160}$$

这位青年有氧运动的最佳心率应该在120~160次/分。如果是中老年或者体弱者，则要结合自觉疲劳程度量表（见下页），适当放低心率标准。在运动前，还要结合健康状态、环境、季节、心情等实际情况选择运动强度，以保证安全。

自觉疲劳程度量表判断运动强度

自觉疲劳程度量表是瑞典著名生理心理学家加纳·博格在20世纪70年代创立的,它将运动强度分为20个不同等级,运动者根据主观感觉来判断打分,从而找到合适的运动强度。具体见下表。

自觉疲劳程度量表(RPE)

级别	主观运动感觉	对应参考心率(次/分)
6	安静,不费力	60(静息心率)
7	极其轻松	70
8		
9	很轻松	90
10	轻松	
11		110
12		
13	有点吃力	130
14		
15	吃力	150
16		
17	非常吃力	170
18		
19	极其吃力	195
20	精疲力竭	最大心率

一般使用范围从6级开始,从表中可以看出,12~15级的运动强度在合理的范围。这时心跳明显加速、呼吸变得急促,会逐渐感觉到吃力。

✚ 第二步：选择合适的有氧运动

在痛风急性发作期，关节剧痛，别说是运动，正常的走动都成问题。这时候不仅不要运动，日常基本活动也要减少，最好是卧床休息并抬高患肢。病情稳定期间，只要没有明显的内脏功能障碍，还是提倡参加些有氧运动，也就是轻到中度运动，可经常在空气清新、充满阳光的户外进行活动，并辅以适量的抗阻力练习和关节柔韧性练习。

有氧运动的特点是：强度低，有节奏，不中断，持续时间较长，对运动技巧要求不高，简便易行。对于高尿酸血症患者来说，进行有氧运动时体内几乎不会因为运动造成乳酸堆积，所以不会影响尿酸代谢。运动时间超过40分钟，还能达到消耗体内脂肪的目的。

高尿酸血症患者选择适合自己的运动范围很大，总体上要遵循以下几个法则。

①　应该从低强度的有氧运动开始，比如散步、打太极拳、练健身操、骑车、游泳、练瑜伽等，逐步过渡到中等强度运动，如快走、慢跑，打网球、乒乓球、非对抗性的篮球，也可加快低强度有氧运动的速度，还可进行运动组合，如"快走加做操""做家务加散步""练瑜伽加打太极"等。

②　运动后身体轻微出汗，感觉神清气爽，晚间睡眠较好，第二天体力充沛，倍感舒服，渴望运动。

③　注意运动时的心率，避免剧烈运动，必要时排除那些明显过多消耗体力的项目，如快跑、踢足球、打篮球、滑冰、登山、长跑等。

✚ 第三步：控制运动时间

　　每次运动时间控制在30~60分钟，每周坚持运动3~5次。运动过久，身体要消耗更多的能量，水分消耗也会增多，身体负担会变重。这些都容易打破尿酸平衡，反而不利于健康。运动过程中如果感觉状态不好或有不适，都应该立即停下来休息，口渴时必须立即喝水。

间歇运动，效果一样好

　　运动时，每活动15分钟左右即停下来休息1次，喝水补充水分；如果感觉很吃力，也要停下来休息5~10分钟；之后再活动15~20分钟。整个运动可以分为两三个阶段进行，避免运动量过大或运动时间过长。

　　有些人会很担心："好不容易运动了20分钟，一中断，一休息，岂不是白练了？"现实恰恰相反。比如上午运动了15分钟，感觉有点吃力，那就停下来休息；接着运动15分钟，没把握好运动强度，感觉很吃力，再次中断运动，休息；之后继续练习，这时把握好了运动强度，成功锻炼了20分钟。那么，全天加起来的有效运动时间，就是50分钟了。

运动要遵循循序渐进的原则，从散步这样的低强度有氧运动向打乒乓球这类中等强度运动过渡。可以早上运动20分钟，晚上再运动20分钟，这样既不会感到很疲劳，也锻炼了身体。

注意补水

运动过程中，包括运动结束后，一定要注意补充水分。大量出汗会引起血液浓缩、尿酸水平升高，这种情况会引起痛风发作。为了避免快速大量饮水加重身体负担，不要等到运动结束、汗出透了再去喝水。边运动边补水最合适，中途休息时、运动结束时都要及时补充水分。千万不要喝富含果糖的甜饮料，甜饮料热量高，所含的果糖在体内会促进尿酸生成。

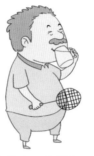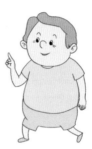

运动时把水杯或水壶放在旁边，以便能及时补充水分。除了白开水外，也可以选择含有钠、镁、钙、钾等微量元素的电解质水或苏打水。

✚ 第四步：保护关节，避免受伤

高尿酸血症患者参加运动贵在坚持，但是一定要注意关节的反应，除了发作期以外，痛风患者运动时如果感觉关节有任何不适，都应暂时停下来休息。

① 选择合脚的鞋袜(鞋子的大小以可伸进一根手指头为宜),不穿过于紧绷的鞋袜,以免影响脚部的正常活动和血液循环。

② 运动前充分热身,能减少肌肉拉伤、关节损伤等运动性伤害。运动后进行放松调整,能够放松紧张的肌肉和关节,同时调整呼吸、血压和心率,有效减少乳酸堆积。

③ 避免做会使关节受到直接冲击的动作,例如跑步或下楼梯时不要太急,或太用力使用膝关节;运动前做好热身活动,尤其是手腕、膝盖、脚踝等部位;不做折手指、脚趾关节的动作。

④ 在运动过程中注意不要损伤自己的身体。一些轻微的创伤,有时甚至不被察觉的损伤,比如扭伤、穿鞋不适,也可导致痛风性关节炎急性发作。

⑤ 做好关节处的保暖防寒措施,痛风好发于天气寒冷的时候,如冬天、夜晚等。在户外进行运动时,应该用手套、厚袜子、护膝等物品对关节进行保护,让关节处不会因为温度过低而发生痛风。

⑥ 不要退步走和背着手锻炼。退步走特别容易在转颈时发生意外情况;而背着手不利于身体放松。如果路上有小石子,或者路面坑洼较多,就容易摔倒受伤。

适合痛风患者的运动

> 除了在饮食上下功夫，运动也是止痛降尿酸的"利器"。科学、适度的运动可以促进血液循环与新陈代谢，有助于体内尿酸排出，缓解痛风症状。关节操、慢跑、打太极拳等都是很好的选择 。

　　针对痛风患者的关节操可以帮助保护关节，慢跑、爬楼梯、骑自行车等都是运动量不大的有氧运动，适合处于痛风缓解期的患者。除了选择合适的运动方式，在运动过程中还要注意控制运动量、保护身体各部位等。

手指关节操

1.双手紧握拳，然后用力伸展手指，十指要尽量向外拉伸，感觉稍微用力。然后再握拳，再伸展，反复进行15次。

2.大拇指逐一与其他各指捏成圆圈。每当两指捏拢时，其他三指应尽量伸直，保持3秒钟，连续做10次。

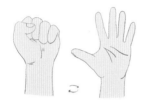 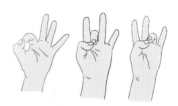

腕关节操

1.两手对掌，先用力向一侧屈腕，按压3秒后再向另一侧屈腕，同样按压3秒，两侧各屈曲10次。

2.手臂向前平举伸直，上下翻动手腕，尽量使手臂与身体垂直，每个动作保持3秒，反复做20次。

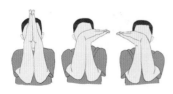 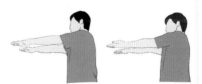

肘关节操

1.手掌向上，两臂向前平举，迅速握拳及屈曲肘部，使拳头碰到肩膀，再迅速伸掌和伸肘，反复进行20次。

2.两臂向两侧平举，迅速握拳，屈曲肘部，使拳头碰到肩膀，再迅速伸掌和伸肘，反复进行20次。

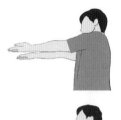
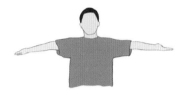

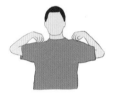

肩关节操

一只手臂由前方从颈旁伸向背部，手指触背，同时另一只手臂从腰背部向上，手指触背，保持3~5秒。两手位置交换再做1次，两边各做20次。

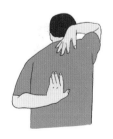
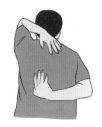

踝关节操

1.在凳子上坐正,伸直一条腿,脚尖先上勾,再下压,反复做20次,再换腿做20次;伸直一条腿,脚尖绷直,用脚尖顺时针画圈20次,再逆向做20次,换腿重复上述动作。

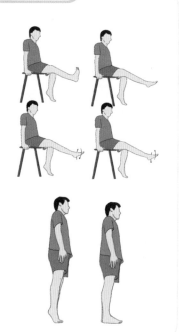

2.肩部下沉,放松站立,踮起脚尖至极限处,小腿和膝盖绷直,再缓慢放下脚跟,反复做20次。此动作也可锻炼下肢肌肉,帮助患者改善血液循环。

膝、髋关节操

1.自然站立,两腿分开,略比肩宽,做半蹲运动,手臂平举,头部到腰部始终保持笔直伸展的状态。每组做20次,做2组或3组。

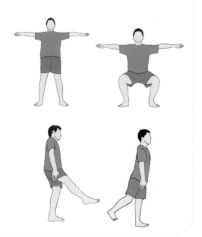

2.单腿站立,另一条腿先向前伸直,脚尖绷直,再向后弯曲,勾起脚尖。反复做20次,然后换腿再做。

慢跑

一般来说，慢跑的时候精神要放松，尽量不要在不平坦的路上跑，鞋子要穿得宽松些，鞋底稍软，弹性好。慢跑时两手握拳，身体自然放松，抬头、收腹、挺胸，尽可能采取腹部深呼吸，吸气时将腹部鼓起，呼气时收腹，双臂自然摆动。运动结束时，不要马上坐下来，先进行1~2分钟缓慢步行，同时做全身伸展运动。每天跑步控制在40分钟以内，每周3~5天。

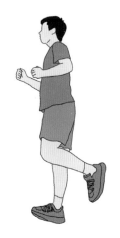

爬楼梯

爬楼梯时速度要慢，一般以不感到紧张和吃力为原则。每爬1层或2层楼后，可以先歇一会儿，然后再继续爬，每次锻炼时间控制在15~20分钟。上下楼梯时，最好穿运动鞋或是软底鞋。爬楼梯是全身性活动，可增强肌肉活动能力，对痛风患者非常有益。锻炼开始时，应先慢速再逐步加快。

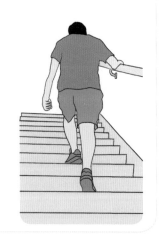

骑自行车

　　骑自行车是一种眼、手、身、腿并用的全身性有氧运动。长期坚持对下肢各关节都是极好的锻炼。骑自行车有益于提高心肺和消化功能，还能促进血液循环和新陈代谢，对痛风伴高血压也有明显的改善作用。每次锻炼时间可控制在30分钟左右。

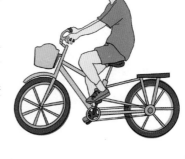

　　自行车座椅的位置应调整到合理的高度：垂直站立在自行车旁，座椅调整到与自己皮带位置持平；坐在座椅上双脚不沾地面。此外，以前脚掌蹬踩脚踏板，锻炼效果更佳。

做广播体操

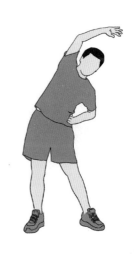

　　广播体操难度较小，节奏也比较慢，对关节有锻炼作用，很适合痛风患者练习。

　　广播体操相当于热身与拉伸运动，要求动作尽量到位，体态优美。练习时宜心无杂念、全神贯注。因此，尽管做操不会大量出汗，也能起到一定的运动效果。广播体操之外，还可以搭配快走、舞蹈之类的轻量活动，但不能做剧烈运动。

跳舞

在舞蹈的选择上，痛风患者可以选择节奏相对较慢的。跳舞之前可先把腿、腰、胯等部位的关节伸展开，以免意外扭伤。跳舞不能操之过急，一般时间控制在30分钟左右，跳完休息10分钟，休息期间还可以轻轻拍打腿部肌肉，放松筋骨。中老年人可以选择轻松的交际舞、广场舞等。

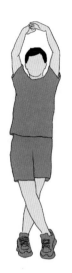

抖手腕

两脚打开与肩同宽，两手心相对向前、向上提起稍高于肩，脚跟踮起离地，两手腕向下甩动时，脚跟迅速落地，如此反复。然后，全身放松，两臂向外平举，两手心朝下，两脚跟踮起，两手腕轻轻向下甩动，两脚跟迅速落地。每次连续做100下，有助于舒筋活血。

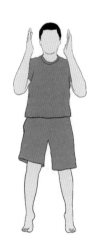

甩手

眼睛看向前，双腿自然站立，两脚分开与肩同宽，两只手臂自然下垂。其中一只手臂来回前后甩动。向前甩，脚尖着地；向后甩，脚跟顿地，如此反复再换手。但应注意，甩手时动作要轻，速度不要太快，坚持3个月，对痛风康复有益处。该运动每次坚持30分钟效果较好。

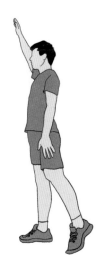

做瑜伽

以练习瑜伽来控制痛风病情，主要是通过转动各处关节，使其具有柔韧性和弹性，减少骨与骨之间的摩擦，长期坚持可减少痛风急性发作的次数。瑜伽的作用就是活动关节，令尿酸盐结晶得到疏散，从而在一定程度上减轻痛风发作带来的痛苦。注意不要勉强去完成高难度动作。

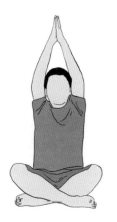

打太极拳

痛风患者在打太极拳时，要心平气和且心无杂念。可选在环境幽静的树丛边、草坪上、公园里进行。练习太极拳可以加强呼吸功能，改善血液循环，保持情绪稳定，每天坚持1小时，有利于控制痛风，预防复发。注意运用腰脊带动四肢进行活动。

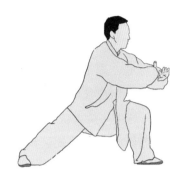

练习八段锦

八段锦为我国传统的健身项目，动作舒展连贯，简单易学。每天练习八段锦的时间最好是饭前1小时或是饭后1小时，一般早上7点练习效果更好。早晚各练习2遍，可加强血液循环，对痛风有很好的辅助治疗作用。练习八段锦时要注意动作和呼吸的配合。

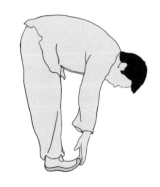

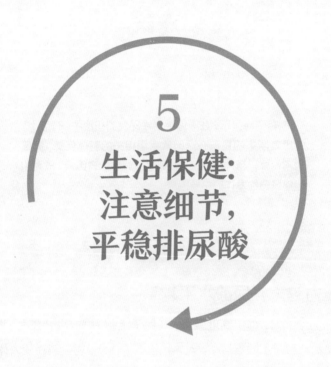

5

生活保健:
注意细节,
平稳排尿酸

身心疲劳是
痛风发作的重要诱因

"

　　有资料显示，在国内综合性医院的初诊中，有近1/3的患者所患的是与心理因素密切相关的躯体疾病，痛风也不例外。精神压力大、疲劳逐渐超越饮食因素，成为引起痛风急性发作的主要因素。

"

✚ 压力越大，尿酸水平越高

　　压力增加时，神经高度紧张，在医学上称为"应激状态"。此时的能量消耗相当于剧烈运动，人体代谢更为活跃，能量消耗使人体内的三磷酸腺苷过度分解，产生腺嘌呤，从而促进尿酸生成。

　　人感受到压力后，肌肉呈紧张状态，交感神经会向肾上腺发出信号，释放肾上腺素、皮质醇等激素。这些激素会加快心率、升高血压、升高血糖，影响血尿酸水平。因此，高度紧张的场景极易诱发痛风，如大型会议、重要商务谈判、著名赛事前夜。另外，情绪波动过大，如过度悲伤、恐惧、沮丧等也会导致内分泌紊乱，造成尿酸代谢异常。

压力大的人，往往是单位骨干或者是老板，繁忙的工作导致他们忽略对身体的照顾。也许身体早已发出过"求救"信号，但被一再忽视，当压力达到顶峰时，身体只好放"大招"——剧烈疼痛来引起重视。而痛风患者很少能意识到自身压力已达到极限，也很少能及时做出自我调整，进而使得痛风反复发作。

✚ 快节奏的生活导致痛风年轻化

年轻人本来不应该跟高尿酸血症有紧密关系的，因为年轻人生理功能活跃，体内尿酸分解酶充足，尿酸代谢和排出不是问题。而现实却是，高尿酸血症和痛风患者的年龄下限一直在刷新，20多岁、30多岁患痛风已经屡见不鲜。这些年轻的痛风患者多数具有社会活动频繁、工作压力大、生活不规律和饮食结构不合理等特征，往往还比较肥胖。

年轻人爱熬夜，玩手机、看平板电脑等习惯导致长期睡眠不足，大脑处于缺氧状态，体内环境发生紊乱，乳酸生成增加，从而阻碍尿酸排泄。长期睡眠不足，人体处于应激状态，消耗更多的B族维生素和维生素C，而它们正是促进尿酸盐溶解和排泄的成分，如此很容易诱发痛风。

年轻人身体状态好，对疼痛和身体不适的敏锐度相对低，容易忽略身体健康，对疾病缺乏了解，对高尿酸血症和痛风的重视程度不够，往往是等到疼痛剧烈发作了才去就医。

忙碌的快节奏工作状态，让加班、熬夜、饮食不规律成为常态，导致痛风年轻化。

✚ 自我减压妙招

压力与焦虑是客观存在的,面对生活压力,尽量积极应对,努力调整心态,学会管理自己的时间,这样才能在紧张的工作和琐碎的生活中找到喘息的时间。还可以寻求社会支持,如来自朋友、工作团队和社会机构的支持等。

音乐减压

音乐是人类通用的"语言",也是很好的"心理医生"。听音乐能释放被压抑的情绪,获得心理平衡,消除紧张焦虑。因此听音乐是一种比较简单有效的减压方式。听音乐还可以结合其他活动一起进行,如"散步加听音乐"等,既锻炼了身体,又放松了身心。

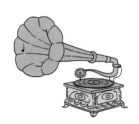

兴趣减压

人在做热爱的事情时,心情能得到有效的放松,愉悦起来,所以培养和发展自己的兴趣爱好可以达到减压的目的。琴棋书画是兴趣爱好,打理一日三餐也是兴趣爱好,只要是真正喜欢的事情,就是兴趣爱好所在。当怀着喜欢的心情去做某件事情时,即使是一个简单的动作,都可能达到极好的减压效果,它会在重压之下带来纯粹的满足和快乐。

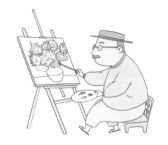

倾诉减压

在心理学上，倾诉被视为一种主动的心理调节策略，一种直接的情感发泄方法。倾诉的主要目的是宣泄情绪，得到理解、支持，倾听者甚至不需要提供任何帮助，倾诉者就能走出困境。当烦恼、怨恨或愤怒发泄出来后，倾诉者就会有如释重负的感觉。所以，及时寻求家人和好友的帮助，好好谈谈心，也许身体就不需要承受刺骨的疼痛。

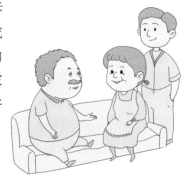

睡眠减压

睡眠的好处是不言而喻的，消除疲劳靠它，恢复精力靠它，增强体质靠它，维持心理健康也得仰仗它。想要拥有好的睡眠，睡前应绝对禁止玩手机、看平板电脑、看电视、看电子阅读器等，也不建议在卧室打开灯睡觉。难以入睡时，可以借助一些特殊的背景声音，如电风扇的声音、雨滴声、流水声、风声等。这类声音接近白噪音，特点是频率均匀，能让人心神宁静，注意力集中。

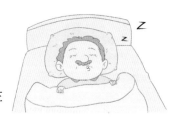

饮食减压

对很多人来说，"吃东西"这个单纯的动作就能够帮助他们缓解压力。而在食物界，一些食物本身就具备让人"快乐"的基因，以下是几种特别适合高尿酸血症和痛风患者的减压食物。

低嘌呤全谷物食品：含有丰富的B族维生素，可以维护神经系统的稳定，有助于对抗压力，并调节体内尿酸水平。玉米、糙米、麦片等都是不错的低嘌呤全谷物食品。

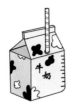

牛奶：含钙丰富。钙是天然的神经稳定剂，可松弛紧张的神经。而且牛奶的嘌呤含量很低，对高尿酸血症患者非常友好。牛奶中还含有一种特殊的蛋白质，在人处于压力状态下时，可以通过降低血压、降低皮质醇来有效缓解压力。

老酸奶

酸奶：可以增加肠道有益菌群，而益生菌可以减少与压力、焦虑和抑郁有关的行为。购买酸奶时，要注意购买低糖的。

番茄: 热量低、维生素含量丰富, 所含番茄红素是一款优质的抗氧化物, 能保护人体不受自由基的伤害, 缓解压力。

柑橘: 较好的维生素C供给源之一, 和番茄一样, 有很好的缓解心理压力的效果。另外, 柑橘的气味也能让人心情愉悦。高尿酸血症患者要选择酸甜适中的柑橘, 以免摄入过多糖。

茉莉: 茉莉有清新怡人的香味, 泡成花草茶饮用, 可以安神、提神、缓和紧张情绪、安抚焦虑心情并消除疲劳。

薄荷: 草本植物中的薄荷散发出来的清凉感可以直达鼻腔, 让人精神一振, 具有消除疲劳、缓和焦躁情绪的效果。

记录身体状况

> 为了稳定痛风病情，保持良好的身体状态，患者最好养成定时记录身体状况的习惯。只要认真对待自己的身体，控制好尿酸水平，就可以远离痛风发作的痛苦。

✚ 固定时间测量体重

每隔一段时间记录体重，可以帮助高尿酸血症患者正确认识身材的变化，从一定程度上达到督促患者减肥的目的。因此建议患者养成每天在固定的时间测量体重的好习惯。如果觉得太频繁，可调整为一周两三次。

高尿酸血症患者还应记录下一天所摄取的总热量，从饮食上控制体重。但对经常在外就餐的上班族来说，要计算热量其实很麻烦，可以通过固定时间测量体重的方法观察体重变化的趋势，估算摄取的总热量是否超标，以便及时调整饮食。

✚ 每天记录晨尿的 pH

要想顺利排出尿酸，晨尿的 pH 最好保持在 6.2~6.9。痛风患者如果尿液 pH < 6.0，就容易形成尿酸盐结晶，肾小管、尿路、膀胱中易形成尿酸结石，对肾功能造成不良影响；如果尿液 pH 过高，呈碱性状态，也容易形成其他结石，如钙盐结石，可以导致肾功能减退。尿液的 pH 会因为吃的食物不同而产生变化，所以每天最好固定在空腹的时候测。但早上的尿液比较容易呈酸性，要多加注意。

高尿酸血症或痛风患者了解自己的尿液酸碱度是否在正常范围内，对治疗是很重要的。如今在很多药店都可以买到测试尿液 pH 的试纸，方便患者自己检测。

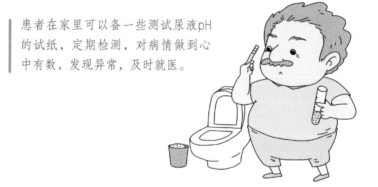

患者在家里可以备一些测试尿液 pH 的试纸，定期检测，对病情做到心中有数，发现异常，及时就医。

✚ 留意排尿次数和尿量

要留意自己的排尿习惯，一是排尿量是否足够，二是排尿及尿液有无异常。成年人正常一次的排尿量为 200~400 毫升，每天排尿量在 1000~1500 毫升。对高尿酸血症和痛风患者来说，在间歇期，每天排尿量应在 1500 毫升以上，次数不少于 5 次；而在痛风急性发作期，每天排尿量应在 2000 毫升左右，次数不少于 8 次。

排尿少不仅不利于尿酸排泄，还会使尿路中形成痛风石的机会增多，如肾结石、尿路结石等，后者会进一步造成排尿困难，并容易引发膀胱炎、尿路感染、肾炎、前列腺炎等泌尿系统疾病，还会导致或加重痛风性肾病的发生和发展，严重者会导致肾功能衰竭。

如果出现尿频、尿急、尿痛、排尿困难、尿道分泌物增多、尿道有灼热感等症状，同时出现发热、腰痛时，可能是尿路感染，应及时就医检查。如果尿少偏黄，说明饮水太少，要增加饮水量。尿液有泡沫时，有可能是蛋白尿或糖尿，要检查肾功能及血糖。尿液颜色异常时，应及早去医院查明原因，以免疾病加重，延误治疗。

✚ 不要憋尿

很多患者都有这样的经历：有尿意时，因为工作忙走不开或出门在外等各种原因，不能及时去厕所，就能忍尽量忍。但对高尿酸血症患者来说，憋尿是特别不好的习惯。排尿是人体重要的排尿酸渠道，体内尿酸水平偏高的人群如果长时间不能及时排尿，尿液中的尿酸蓄积到饱和值，就会变成尿酸盐结晶沉积下来。

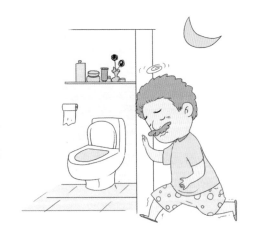

如果怕晚上起夜多影响睡眠，那么可以睡前两小时尽量少喝水，白天保证足够的饮水量。

防寒保暖，
保护腿足部

> 受寒容易使人体神经调节紊乱、体表及内脏血管收缩，包括肾血管收缩，从而引起尿酸排泄减少。尿酸盐更容易从血液中结晶析出，沉积在关节周围，引发关节发炎并产生剧烈疼痛。因此，痛风患者要时刻注意防寒保暖。

✚ 夏天不贪凉，冬天及时添衣

关节着凉，关节局部温度降低，血液中的尿酸就容易在关节处结晶析出。特别是四肢末端，离心脏较远，皮肤也较薄，温度更低。尿酸盐的溶解度会随温度的下降而下降，此时容易结晶析出，形成痛风石。

高尿酸血症患者无论在夏季还是在冬季都要避免受寒，注意关节保暖。在冬季，患者最好穿宽松的棉鞋、厚实的棉衣，还要戴上棉手套、厚围巾。保暖做到位，能有效防止重要部位受冻，尤其是手脚，更应该多加保护。

在夏季，室内空调温度不宜调得过低，要注意不让风口直接对着人吹。由于痛风常在脚趾等处发作，因此痛风患者在空调房内不宜光脚，最好穿上袜子，还可以多穿一件空调衫。

✚ 酗酒后着凉，痛风说发作就发作

大量饮酒后不注意保暖，导致关节着凉也是痛风发作的常见诱因之一。酒的主要成分乙醇有扩张血管的作用，喝酒后，血管扩张引发血液循环与呼吸加快，体内的热量会更快地从血液散发到体表，所以人们会感觉身体在发热。但实际情况是体表感觉变热而体内在变冷，如果这时因为燥热而开空调，或者吃冷饮降温，就很容易引起痛风发作。

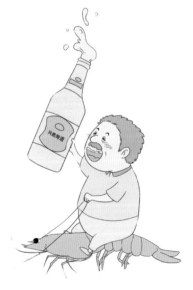

啤酒，尤其是冰镇啤酒，高尿酸血症和痛风患者一定不要喝，酒精加冷饮，可直接引起痛风急性发作。

✚ 痛风缓解期可以泡泡脚

处在缓解期的患者是可以用热水泡脚的。每天临睡前用热水泡泡脚，能够使站立、行走一天后酸痛的下肢得到舒展，起到一定的舒筋活血作用。当然，虽然泡脚有利于微小的尿酸盐结晶消散，对关节有好处，但是处于痛风急性发作期的患者是绝对不能用热水泡脚的。因为此时关节正在发炎，红、肿、热、痛症状明显，再用热水泡脚，无异于火上浇油。

泡脚时水温要适中(最佳水温在40~45℃)，时间不宜过长，以30分钟左右为宜。泡过脚后，脚上的毛孔处于张开状态，一定要用毛巾擦干脚上的水分，冬天则要擦干脚后穿上袜子。脚部受凉很容易引起痛风急性发作。泡脚的水中可适当加入中药，泡脚时桶里的水要足够深，水面一定要没过脚踝，这样可以同时刺激脚部所有穴位。

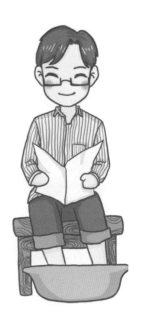

痛风患者在缓解期泡脚可以起到促进足部和腿部血液循坏、助眠、缓解肌肉紧张等效果。

✚ 腿部按摩，既活血又保暖

平时人们按摩四肢和躯干，习惯从上往下来回拍打和搓捏。其实，适当反向按摩也有利于健康，还能达到事半功倍的效果。一般来说，顺着经络按摩为补，逆着经络按摩为泻。坚持从下往上按摩腿部，能促进人体排泄沉积在关节处的尿酸盐结晶。

逆向按摩的方法

1.先做准备活动：平稳站立，肩部下沉，抬起手臂至胸前，左右打开，反复数次。

2.坐在凳子上，用双手握住右脚脚踝，然后双手同时往上揉搓，按摩20下后，再按摩左脚。

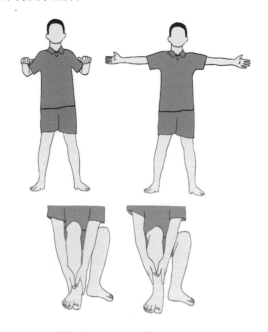

戒烟，提高身体解毒能力

> 吸烟对于痛风患者而言，无疑是有百害而无一利的。香烟中的尼古丁等有害物质会损害体内多个系统，除了会加重痛风症状，还可能诱发高血压、冠心病等其他疾病。

很多吸烟的痛风患者都很纳闷，吸烟并不会直接导致尿酸水平升高，或引起痛风急性发作，为什么医生还要求戒烟呢？那是因为痛风发展到最后，不仅容易形成痛风石，还可能影响心脑血管和肾功能，而吸烟就是导致这些痛风并发症的"一把火"。

吸烟使疼痛时间更长

痛风会导致微血管病变，引起疼痛，而吸烟则会导致微循环不畅，使得血管痉挛、血流减慢，从而使尿酸盐在关节处沉积，引起痛风急性发作，加剧疼痛。因此，痛风患者一定要戒烟，尤其在痛风急性发作期。

吸烟容易并发心血管疾病

经常吸烟和免疫力下降、风湿病病情加重呈正相关关系。也就是说，吸烟越多、越频繁，免疫力下降越快，风湿疾病越容易恶化。虽然吸烟和血尿酸水平的变化没有直接联系，但是已经有研究充分证明：吸烟会影响血压、血脂，这意味着吸烟能提高痛风合并高血压、高脂血症、冠心病等心血管疾病的概率。

吸烟影响肝脏解毒能力

烟草含有大量有毒物质，这些物质进入人体后，需要通过人体解毒器官肝脏来化解。吸烟越多，肝脏负担越重，时间长了，不堪重负的肝脏就会发生病变或功能障碍。而肝脏又是嘌呤、脂肪、胆固醇等物质合成、代谢的场所，因此吸烟会使人体代谢功能失调。彻底戒烟能让劳碌的肝脏减负，不仅有助于人体解毒能力的恢复，还有助于缓解痛风患者的病情。

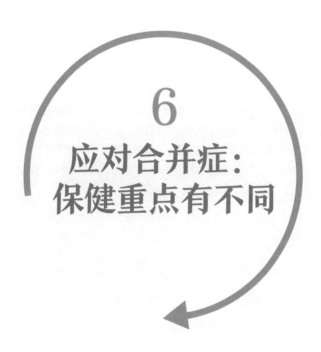

6

应对合并症:
保健重点有不同

痛风合并糖尿病

> 在高尿酸血症与痛风患者中，12%~27%合并有糖尿病。2型糖尿病和痛风在发生、发展中有很多相似之处，当痛风患者同时罹患糖尿病时，更需要改变不良的生活方式。在药物的选择上则要坚持"双管齐下、综合治疗"的原则。

✚ 先降糖还是先降尿酸，看疾病严重程度

高尿酸血症或痛风患者应定期检查血糖，糖尿病患者也应定期检查尿酸，以便及时发现两症合并的情况，做出预防和治疗。一旦发生痛风合并糖尿病，在饮食上需要更严格的控制，在治疗上要就医检查后，由医生来决定是先降糖还是先降尿酸。通常的建议是：哪一种疾病相对比较严重，便先治疗哪一种。

糖尿病的治疗以饮食管理最为重要。如果通过饮食调理，血糖依然异常升高，则必须积极使用降糖类药物。使用降糖药物一般不会引起痛风性关节炎的急性发作，详细告知医生情况后，遵医嘱用药即可。如果痛风正处于急性发作期，或者血尿酸水平非常高，则应该先进行降尿酸治疗。

✚ 饮食：控糖和低嘌呤两手抓

对于痛风合并糖尿病患者而言，在饮食上不仅要选择低升糖指数（GI）的食物，也要选择嘌呤含量低的食物，还要兼顾营养，这确实不容易。大原则上两种要兼顾，实际操作起来饮食选择跟治疗原则是一样的，如果糖尿病较严重就侧重控糖，如果痛风较严重就侧重低嘌呤。

主食要严格控制

米饭、馒头、面条等主食的主要成分均是碳水化合物。碳水化合物可促进尿酸排出，但其血糖生成指数很高，这让痛风合并糖尿病患者不知道如何选择。这时候患者应严格控制碳水化合物的摄入量，按每天每千克体重4~5克为宜。按照60千克标准体重来算，患者每天要摄入250克左右的碳水化合物，相当于5两左右的主食。但应尽量选择杂粮饭或杂粮馒头，如选择面条，就不要把面条煮得太软烂，以免食用后血糖升高过快。

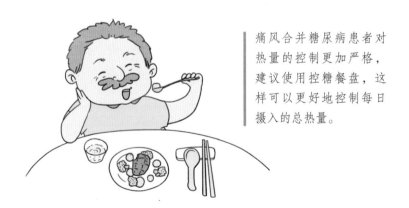

痛风合并糖尿病患者对热量的控制更加严格，建议使用控糖餐盘，这样可以更好地控制每日摄入的总热量。

粗粮不能滥用

粗粮嘌呤含量低、膳食纤维多，使得血糖的上升速度没有细粮那么快速和猛烈，对控制尿酸和血糖都有好处。不过，常常有患者发现，听取医生的建议多吃粗粮以后，血糖不但没降下来，反而升高了，这是怎么回事呢？

粗粮也是含有热量和糖分的，吃进体内后，会升高血糖。有的患者误解了多吃粗粮的含义，将粗粮当成"主力军"来安排，这自然会导致每天摄入的热量超标。多吃粗粮，不是随心所欲地吃，而是在主食范围内，多用粗粮代替细粮。建议主食中粗粮：细粮=1:3，一天的主食中有1/4~1/3的粗粮是比较理想的搭配。也不能将肉、蛋、奶、蔬菜等换成粗粮，而要把主食中细粮的份额换成谷类、豆类、薯类等膳食纤维含量高的粗粮。

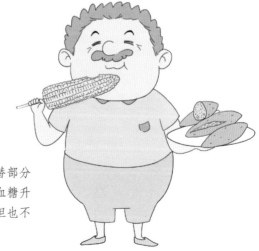

用蒸玉米、蒸红薯代替部分主食，可以降低餐后血糖升高速度。粗粮虽好，但也不能放开了吃。

少量多餐，细嚼慢咽

对于痛风合并糖尿病患者来说，血液中的糖要经过肾脏排出体外，体内多余的尿酸也要通过肾脏排出。两者相加，让本来就受疾病困扰的肾脏不堪重负。可以从饮食习惯上来做出调整：少量多餐，细嚼慢咽，给肾脏一个缓冲、休息的机会，同时也能延缓餐后血糖迅速升高。

少吃多餐是针对糖尿病患者吃得多、饿得快的无缝对接方案。在每日摄入总热量不增加的情况下，增加每天进餐次数，同时减少每餐饭的量，这样能让身体及时产生饱腹感，又不会因为每餐吃得多而导致血糖升高，非常有利于控制血糖。建议每天进餐5次或6次。控制吃饭的速度，切忌狼吞虎咽，这对稳定血糖很有帮助。

先吃蔬菜，后吃肉类和主食

痛风合并糖尿病患者进餐时应先吃蔬菜，接着吃肉或鱼等荤菜，最后吃主食。一餐的食物种类应尽量丰富一些，这有助于延缓餐后血糖的上升。

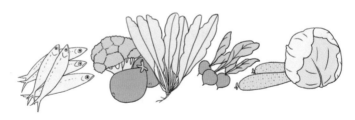

痛风合并糖尿病患者可以按照先吃低嘌呤、低升糖指数的蔬菜，来增强饱腹感，再吃低脂、高蛋白的肉类补充营养，最后吃少量主食的进食顺序，这样既可以稳定血糖和尿酸，还能保持营养摄入均衡。

低嘌呤 + 低热量食材搭配推荐

20.2毫克嘌呤

100克
荞麦面 + 50克
鸡蛋 = 凉拌荞麦面

22毫克嘌呤

50克
彩椒 + 150克
苦瓜 = 彩椒苦瓜

48.9毫克嘌呤

100克
花菜 + 100克
西蓝花 = 什锦花菜

1.5毫克嘌呤

50克
山楂 + 100克
苹果 = 山楂苹果羹

28.6毫克嘌呤

100克
圣女果 + 100克
草莓

✚ 日常保健：规律作息，保护双脚

痛风急性发作多发生在半夜或者凌晨，痛风合并糖尿病患者在痛风发作期要注意卧床休息。夜间睡不好，要注意补觉，睡眠过多或过少都会导致血糖波动。在痛风急性发作期，更要坚持每天测量血糖，防止血糖出现剧烈的波动。

痛风容易引起腕部或者足部关节的病变，糖尿病足是糖尿病常见的严重并发症。痛风合并糖尿病患者，更应该保护好手足关节，尤其是足部，要注意做好防护和保暖，平时不要让手足部关节太过劳累。

每晚 11 点之前入睡

睡眠时间对血糖控制有着重要的意义，要平稳降糖，必须改变不良睡眠习惯。不建议晚睡，更不建议熬夜，合适的入睡时间是每天晚上 11 点之前，早晨 7 点左右就应当起床。

如果正在服用降糖药，偶尔前一天晚上睡得晚时，第二天早晨可以多睡会儿补补觉，但最好在早晨 8 点之前起床。等服用完降糖药物或注射过胰岛素，并吃完早餐后，再睡个回笼觉，这样才能使血糖不受睡眠改变的影响。

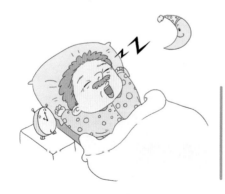

熬夜、睡眠质量差等可能会导致晨起空腹血糖升高，影响血糖稳定。可以在睡前喝一杯热牛奶，听舒缓的音乐，保证环境安静，以提高睡眠质量。

防止碰伤和擦伤

糖尿病患者皮肤有创伤后极易发生感染，且伤口愈合缓慢，尤其是下肢足部的伤口。所以即使是简单的碰伤和擦伤，也要足够重视，谨慎处理。每天检查伤口是否有溃疡、发红或者肿胀。如果几天后伤口仍不见好转，出现感染甚至溃烂，或者一直不愈合，必须及时去医院就诊。

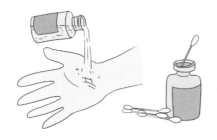

浅表伤和较小的伤口，要保持清洁，用无菌生理盐水冲洗后，涂抹碘伏，再用无菌纱布包扎，不要使用创可贴。

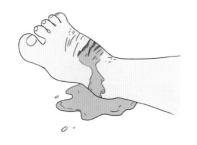

比较严重的伤口，特别是足部外伤或者创面比较大，应立即去医院请医生进行外科处理。

运动时间不宜过长

有研究表明：糖尿病患者在开始运动的10分钟内，达不到降糖目的；运动到20~30分钟时，降糖效果较好。但运动时间过长，或者运动量过大，都会加大患者低血糖的风险，而且还会增加关节的负担。

痛风合并高血压

> 高血压也是痛风患者常见的并发症。一方面，血尿酸水平升高会导致尿酸盐在肾脏结晶沉淀，影响肾功能，影响体内钠离子的排泄，导致心脏泵血量增加，诱发高血压；另一方面，高血压会伤害身体各个器官，包括心脑血管与肾脏，进而加重高尿酸血症。此外，一些降压药物会诱发血尿酸水平上升，如氢氯噻嗪、呋塞米等利尿药。

✚ 降压、降尿酸必须同步进行

对于痛风合并高血压患者，生活方式干预十分重要，包括饮食调整、戒烟限酒、规律运动、减轻压力、控制体重等。在控制血尿酸水平的同时，要积极地进行降压治疗。药物选择一般是在医生的指导下进行，去医院就诊时，需要详尽地告知医生痛风的病情，医生会根据病情特点，选择对高尿酸影响小的降压药。在服用降压药的同时，通常需要按照医生的要求，定期检查血尿酸水平。

✚ 饮食：严格限盐，低脂低嘌呤

对于高血压患者而言，健康饮食不是提倡顿顿吃青菜萝卜的"苦差事"，而是少盐少糖低脂的多样化饮食，适当进食鱼类、肉类，同时兼顾嘌呤含量。食物在烹调的时候，要特别注意烹调方式，谨记少油少盐，尽量不油炸、熏烤，多采用清蒸、清炒、炖煮的做法。一些食材烹饪时可以先用开水焯一下，去除部分嘌呤，做肉类则不要喝汤汁或用汤汁拌饭。

严格限盐，每天控制在 3 克以内

在医学典籍《黄帝内经》中有"咸者，脉弦也"的表述，意思是平时吃得太咸，脉象多为弦脉。可见，古人早就知道，吃盐多了对脉象有影响，这大概是关于盐与高血压之间关系最早的描述。中国营养学会推荐健康成年人每日食盐摄入量不宜超过5克，高血压患者不超过3克。痛风合并高血压患者，建议每天吃盐量控制在2~3克。

限盐要包含隐藏在食物中的盐，而不单单是炒菜用的盐，如汉堡中的调味酱和方便面中的调料包就含有大量盐。

选择嘌呤不太高的鱼肉和禽肉

痛风合并高血压患者，肉类选择以低脂的鱼肉和禽肉为主。无论是淡水鱼还是海水鱼，脂肪和热量都很低，选择时要注意查嘌呤含量，如乌鱼、海鳗等，属于嘌呤含量不是特别高的鱼。禽肉多为鸡、鸭、鹅、鸽子等，可以替代胆固醇较高的猪肉。去皮后的禽肉是不可多得的低脂高蛋白肉类。

多吃富含钾、钙的食物

钾可抑制肾小管对钠的吸收，并促进钠随尿液排出，对痛风并发高血压患者具有明显的降压作用。同时，钾还可以对抗钠升高血压的不利影响，对血管损伤有一定的防护作用。患者可以适当多吃黑木耳、土豆、青椒、西葫芦、冬瓜等富含钾的食物。从饮食中摄入钙的量长期不足的话，会出现体内缺钙引发高血压的现象。痛风合并高血压患者每天钙的摄入量应该保证在800毫克，可以考虑服用常规的钙补充剂。

少吃高胆固醇食物

高胆固醇血症与高血压是一对形影不离的"好兄弟"，同时合并高血压与胆固醇异常的患者，患心血管病的风险会增加3~4倍。对于痛风合并高血压患者来说，仅仅控制血压是不足以降低患心脑血管病的风险的，必须同时降低其他因素的影响。体内胆固醇的高低，与饮食有很大关系，高胆固醇的蛋黄、动物内脏、动物脑等食物，一定要少吃或不吃。如果确诊了高血压，一定要监测胆固醇，反过来也成立，如果有高胆固醇血症，也一定要监测血压。

低嘌呤 + 低钠高钾食材搭配推荐

28.9毫克嘌呤

50克
红薯 + 150克
大米 = 红薯粥

14.1毫克嘌呤

150克
土豆  + 100克
青椒 = 青椒土豆丝

19.6毫克嘌呤

100克
水发
黑木耳 + 100克
鸡蛋 = 木耳炒鸡蛋

19.2毫克嘌呤

100克
菠菜 + 50克
猪血 = 菠菜猪血汤

6.1毫克嘌呤

100克
冬瓜 + 100克
黄瓜 = 二瓜汁

✚ 日常保健：监测血压，放松心情

高血压的界定是：非同日多次重复测量后，收缩压（高压）≥140毫米汞柱和/或舒张压（低压）≥90毫米汞柱。高血压患者每天的重要工作之一就是定时定点测量血压，预防血压过高或过低，还要在合理饮食的基础上，配合适量的运动，并养成良好的作息习惯，以此来控制病情。

每日两次监测血压

对初诊高血压或血压不稳定的痛风患者，建议每天早晨和晚上测量血压，每次测2遍或3遍，取平均值；如果血压控制平稳且达标，可每周自测1天或2天血压，早晚各1次，最好在晨起餐前，服过降压药且排过尿后，取固定时间自测坐位血压。

不能随意停药

对高血压患者来说，任何时段都不能停药，坚持用药、坚持测量血压才能有效控制病情。如果突然停药，可能会引起"停药综合征"，表现为血压大幅度反弹升高，可见头晕、恶心、失眠、出汗等症状。

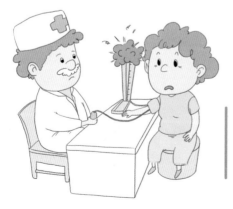

不要等到不舒服了才想起来量血压，每天测量血压并做好记录，可及时发现异常，提早就医，防止病情恶化。

及时解压，保持平和的心态

当人处于过度兴奋的状态时，交感神经也会跟着兴奋起来，进而导致肾上腺素分泌增加，心跳加快，血管急剧收缩。在这种情况下，脑血管容易发生破裂而导致出血。及时纾解心理压力是高血压和心血管病防治的重要组成部分，对控制高尿酸血症也有益处。

避免劳累

如果夜间睡眠不好，会直接导致交感神经无法得到充分的休息，诱发焦虑、情绪不稳等症状，从而影响血压和尿酸水平，给心脑血管等器官造成负担。痛风合并高血压患者必须注意劳逸结合，规律作息，避免过度劳累。

戒（限）烟酒

酒精会导致交感神经兴奋，引起心跳加快，血压也会随之升高，还会加重痛风的症状，延长病痛的缓解时间。经常饮酒可影响高血压患者服用降压药物的效果，令血压不易控制。在限酒后，药物治疗的效果会大大提高，对痛风和血压的控制均有利。

吸烟是导致血压上升的因素，研究证实，抽一支烟后，心率每分钟会增加5~20次，收缩压增高10~25毫米汞柱。高血压患者吸烟，降压药的疗效会降低，常需加大用药剂量。吸烟还会影响代谢，吸烟患者的代谢性疾病会加重，所以有必要戒烟。

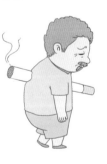

吸烟不仅会促使血压升高，还会降低降压药的效果。

痛风合并高脂血症

> 有75%~80%的痛风与高尿酸血症患者伴有高脂血症，而60%~80%的高脂血症患者伴有高尿酸血症和痛风。血尿酸水平与甘油三酯的水平呈正相关。因同属不良生活习惯惹的祸，因此饮食控制、合理运动是痛风合并高脂血症防治贯彻始终的原则，包括控制总热量，避免高脂、高嘌呤、高胆固醇饮食，戒烟限酒，适量运动等。

✚ 以素食为主，限制高胆固醇食物

高脂血症与饮食能量过剩的关系最为密切，尤其是过多食用高脂肪、高胆固醇的食物。痛风合并高脂血症患者平时应以素食为主，采取低脂低嘌呤的饮食方式。限制高胆固醇食物，以及控制饮食总胆固醇量，主要目的在于减少体内总胆固醇含量。

痛风合并高脂血症的患者，日常胆固醇摄入量应少于300毫克/天（约等于1个鸡蛋黄）。如果情况没有好转，则需要进一步减少到200毫克/天以下。高胆固醇食物有动物内脏、鱼子、鱿鱼、蟹黄、蛋黄、人造奶油等，每100克胆固醇含量都在200毫克以上，这些食物的嘌呤含量也很高。低胆固醇食物有畜类瘦肉、鸡胸肉、淡水鱼、乳制品。此外，谷薯类、蔬菜、豆类不仅胆固醇含量低，其所含的植物固醇还具有抑制胆固醇的作用，非常适合痛风患者。

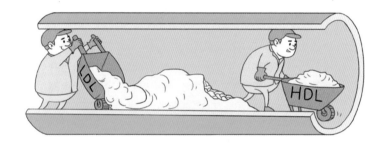

形象地说，高密度脂蛋白是血管垃圾"清理工"，而低密度脂蛋白则总是"乱扔垃圾"，将胆固醇堆积在血管壁上。

少吃蛋糕、奶昔等甜食

　　市面上的甜食五花八门，如蛋糕、奶昔等，这类食物一般含有较多的人造脂肪（反式脂肪酸），反式脂肪酸不仅会引发血尿酸水平升高，还可转变为甘油三酯，加重痛风合并高脂血症患者的病情。

减少脂类摄入量

控制血脂，首要任务便是减少油脂摄入，尤其是动物性脂肪，高脂血症患者的油脂摄入量适宜控制在每日25克以下。饮食上要控制总热量，增加低脂肪食物的进食比例，如谷薯类、豆类、低脂或脱脂奶等，将体重控制在标准范围内。食用油多选不饱和脂肪酸含量较多的植物油，如菜籽油、茶油、橄榄油等，少选猪油、牛油等。烹调方式建议采用清蒸、水煮、凉拌、炖等，避免油炸、油煎、大火爆炒。肉汤类应在冷却后除去汤面上的脂肪层，禽类去皮后再吃。

平时喝点淡绿茶

各种茶叶都有降脂的功效，茶叶中的儿茶素可以有效降低血液中胆固醇的含量。而且茶水属于碱性饮品，可以提高尿酸的溶解度，缓解痛风。最适合痛风合并高脂血症患者饮用的是清淡的绿茶，也不用喝多，每天一两杯即可。不宜饮浓茶，饮浓茶会加重肾脏的负担，影响尿酸排出。

增加膳食纤维的摄入

膳食纤维可以促进肠道蠕动，减少脂类和胆固醇的吸收，从消化源头上起到降脂的作用。常见的富含膳食纤维的食物主要就是粗粮，但是也不宜多吃，做到粗细搭配，每天吃25~35克粗粮就能满足人体对膳食纤维的需求。

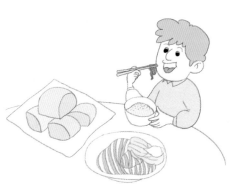

低嘌呤 + 低脂食材搭配推荐

20.6毫克嘌呤

 30克小米 + 100克大米 = 二米粥

18.9毫克嘌呤

100克番茄 + 100克茄子 = 番茄烧茄子

11.0毫克嘌呤

50克黄瓜 + 100克海蜇头 = 凉拌海蜇头

15.4毫克嘌呤

100克冬瓜 + 100克白菜 = 冬瓜白菜汤

4.5毫克嘌呤

1个梨 + 1根香蕉

✚ 监测体脂，积极改变生活方式

除去遗传因素，高脂血症本质上是不良生活习惯惹出的祸，痛风合并高脂血症的治疗，首先要从改变生活方式上着手。如果通过饮食、运动、改善生活习惯，仍然不能控制住高脂血症和尿酸水平，下一步就要考虑使用降脂药物。用药需要坚持，同时监测体脂。达到治疗目标后，停药与否，何时停药，这些应当在定期体检后遵医嘱进行。

每三个月测量一次血脂

高尿酸血症或痛风患者，应至少每三个月测量一次血脂。医学上已经证明，高脂血症是引起高尿酸血症的独立危险因素，而80%的痛风患者伴有脂代谢紊乱，两者均与不良的饮食习惯有关。有专家认为，甘油三酯会降低肾对尿酸的排泄，使血尿酸水平升高。因此，即使没有高脂血症，痛风患者也要定期去医院测定血脂。

测量血脂一般采用静脉抽血的方式，抽血前一天不要吃得太油腻，并保证空腹抽血。

151

有意识地重视运动与锻炼

相对缺乏运动的冬季是痛风合并高脂血症的高发期，这从侧面印证了缺乏锻炼是引起高脂血症的重要因素。建议根据气候特点和痛风的发展情况，机动地安排适合自身健康状况的各类有氧运动，如骑自行车、健步走、做瑜伽、慢跑、打太极拳等。

夏季不要开空调盖被子

夏季炎热，不少人索性开着空调盖着被子睡觉，这样极易导致高脂血症患者呼吸不畅，影响重要器官供氧，使血液循环受阻，大脑出现供氧障碍而缺氧，甚至诱发脑卒中。而且夏季盖被子吹空调时，很多人喜欢把手脚露在外面，或者干脆只盖肚子，手足关节暴露在空调的冷风下，更容易加重痛风。

夏季不要过度贪凉，尤其是老年人。若要使用空调，应使室内外温差保持在8℃左右。

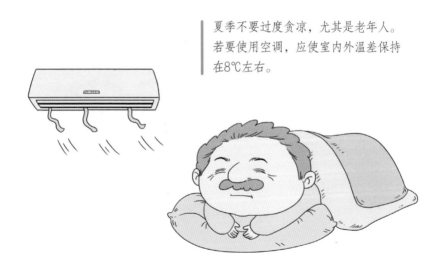

痛风合并冠心病

> 高尿酸血症和痛风患者合并冠心病的比例约为15%，因此有人将冠心病称为"痛风性心脏病"。反之，冠心病患者可存在尿酸代谢异常，常有合并尿酸水平升高的情况。因此，痛风患者在降尿酸的同时，也要时刻关注心血管的健康。

✚ 稳定情绪，少动怒

生气、发怒等不良情绪让人体处于应激状态。若经常生气，心肌及血管内皮细胞就得不到应有的修复，长此以往心脏就会产生各种病变，从而加重冠心病症状，更有甚者，还会对肝、肾等脏器有一定的伤害，不利于痛风合并肾病患者的恢复。

✚ 少食辛辣，适当补镁

痛风合并冠心病患者要少吃或不吃刺激性食物，如酒、浓茶、咖啡、辛辣调味品等。尤其是辛辣食品对冠心病患者的刺激非常大，不仅会诱发心绞痛症状，严重时还容易造成心肌梗死。除此之外，刺激性食物还会加重痛风合并冠心病患者关节处的炎症。

镁是心脏的保护神，能阻止胆固醇的合成，防止由于冠状动脉痉挛和心律失常引起的猝死，同时可以预防心力衰竭、冠心病等。因此，患者在日常饮食中要注意镁的补充，平时可食用黑芝麻、黑木耳、花生、松子等嘌呤不高又富含镁的食物。

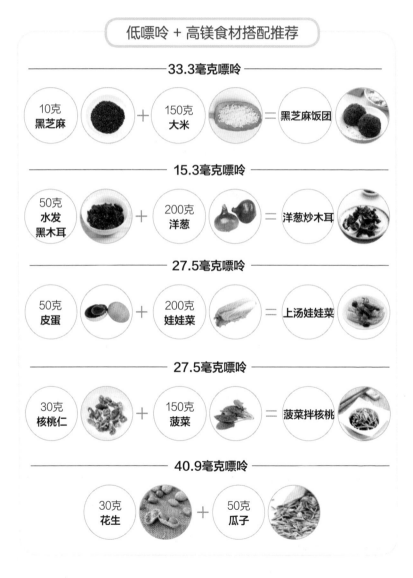

低嘌呤 + 高镁食材搭配推荐

—— 33.3毫克嘌呤 ——

10克
黑芝麻 + 150克
大米 = 黑芝麻饭团

—— 15.3毫克嘌呤 ——

50克
水发
黑木耳 + 200克
洋葱 = 洋葱炒木耳

—— 27.5毫克嘌呤 ——

50克
皮蛋 + 200克
娃娃菜 = 上汤娃娃菜

—— 27.5毫克嘌呤 ——

30克
核桃仁 + 150克
菠菜 = 菠菜拌核桃

—— 40.9毫克嘌呤 ——

30克
花生 + 50克
瓜子

痛风合并肾病

> 尽管痛风在关节上作恶多端，闹得天翻地覆，但最后的杀手锏却是对肾脏的破坏。人们常常听到的"痛风肾"正是这样来的。据临床统计，痛风患者肾病发生率为100%，只是表现的严重程度不同而已。

✚ 高尿酸对肾脏的破坏最严重

肾脏像个老好人，在人体器官中属于"忍耐力"极强的脏器，什么脏活累活，只要来了，全都来者不拒，默默承受，不喊苦也不喊累。尿酸也是它工作处理的对象之一，血尿酸超量，它就加班加点干；长期超量，它就长年累月地超负荷加班。

即便肾脏自身已经受损，患者也很难在早期发觉任何症状。相对固定的肾单位，一个肾单位受损，健康的肾单位就会加倍工作来代偿，高尿酸血症会使肾脏的工作负荷在原有的基础上进一步增加，从而加速肾功能恶化，最终将发展为致命的肾功能衰竭。

因此，日常生活中一定要控制好血尿酸水平，并且多关心自己的肾脏，定期体检。确诊痛风时，一并检查肾脏功能非常有必要，千万不要因为自我感觉良好就掉以轻心。

高尿酸破坏肾脏结构

尿酸盐结晶沉积在肾脏中，会使肾小管变形、萎缩、硬化，进而影响肾小球，使整个肾脏的功能逐步下降。如果任由其发展下去，患者慢慢就会发现尿里泡沫多了，腿也肿了。这说明尿中有蛋白质，肾小球的功能也不行了，这时候很可能已经出现了肾功能衰竭。同时，痛风反复发作，使用的药物也容易对肾脏造成损害，面对高尿酸，肾脏可谓腹背受敌，处境十分艰难。

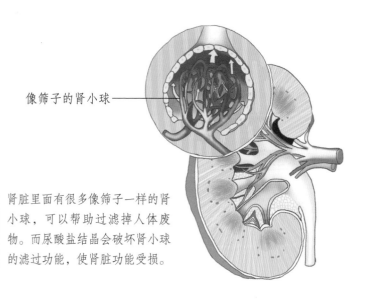

像筛子的肾小球——

肾脏里面有很多像筛子一样的肾小球，可以帮助过滤掉人体废物。而尿酸盐结晶会破坏肾小球的滤过功能，使肾脏功能受损。

结石堵塞尿路

饱和状态下，尿酸经过肾脏或者尿路时，会随时析出尿酸盐结晶，结晶得不到溶解，极易沉积在肾脏组织或者尿路中，形成肾结石、膀胱结石和输尿管结石等尿路结石。这类结石的危害不止在疼痛，还在于堵塞尿路，引起肾积水、肾盂肾炎等肾病，最终影响肾功能，严重时还会导致肾功能衰竭。

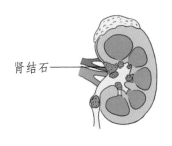
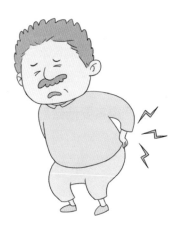

肾结石

肾结石也可能是痛风的一种症状，高尿酸血症或痛风患者如果时常腰痛，一定要及时就医检查。

✚ 饮食低蛋白低嘌呤

由于蛋白质在体内代谢时产生的垃圾较多，而肾脏代谢能力又下降了，所以痛风合并肾病患者的一个特殊饮食要求就是"低蛋白"，不然会加速肾功能衰竭的发展。

严格控制蛋白质摄入

痛风合并肾病患者每天摄入蛋白质的量应减少到每千克体重0.6克。蛋白质的摄入来源以牛奶或脱脂奶粉、鸡蛋清、海参等具有优质蛋白且低嘌呤的食物为主。按照60千克标准体重来算，痛风合并肾病患者每天只能摄入36克左右的蛋白质，相当于每天只能吃市面上售卖的半块鸭血。

尿量少的患者要严格限制饮水

痛风本应多饮水，以促进尿酸排泄，但患者肾功能不全时，多饮水会加重水肿和高血压。因此，每天尿量多于1000毫升且没有水肿的患者，不必限制饮水；而当每天尿量少于500毫升时，患者要严格控制钠盐和水分的摄入，每天饮水量不应超过1000毫升。

水肿严重者要低盐甚至无盐饮食

肾功能不全且有高血压和水肿者，限盐须更加严格。每天食用的盐应为2~3克，约是正常人的一半。而水肿严重者，每天食用的盐应低于1克，甚至要无盐饮食。

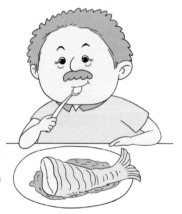

痛风合并肾病患者要严格控制蛋白质摄入，以优质蛋白为主，推荐一次吃半条清蒸鱼（大约200克），少油、少盐更健康。

低嘌呤 + 低蛋白质食材搭配推荐

7.6毫克嘌呤

100克
烤红薯   + 50克
蒸芋头

39.6毫克嘌呤

150克
青椒   + 20克
猪瘦肉   = 青椒炒肉片

20.3毫克嘌呤

150克
丝瓜   + 100克
鸡蛋 = 丝瓜炒鸡蛋

44.6毫克嘌呤

250克
空心菜   + 10克
蒜头 = 凉拌空心菜

4.5毫克嘌呤

200毫升
牛奶 + 1个
木瓜

附录1：常见食物嘌呤含量速查表

第一类 嘌呤含量<25毫克/100克

食物名称	嘌呤含量	食物名称	嘌呤含量
奶、蛋、水产		小麦	12.1
牛奶	1.4	高粱	9.7
奶粉	7.0	红薯	2.6
奶粉（脱脂高钙）	15.7	芋头	10.1
鸡蛋蛋白	3.7	土豆	3.6
鸡蛋蛋黄	2.6	荸荠	2.6
鸭蛋蛋白	3.4	树薯粉	6.0
鸭蛋蛋黄	3.2	淀粉	14.8
皮蛋蛋白	2.0		
皮蛋蛋黄	6.6	**蔬菜类**	
猪血	11.8	菠菜	13.3
海参	4.2	生菜	15.2
海蜇	9.3	苋菜	23.5
碳水化合物类		圆白菜	9.7
玉米	9.4	芹菜	8.7
糙米	22.4	青椒	8.7
糯米	17.7	韭黄	16.8
小米	7.3	青葱	13.0
大米	18.4	生姜	5.3
面条	19.8	荠菜	12.4
通心粉	16.5	香菜	20.2
麦片	24.4	苦瓜	11.3
面粉	17.1	冬瓜	2.8
米粉	11.1	丝瓜	11.4

续表

食物名称	嘌呤含量	食物名称	嘌呤含量
黄瓜	3.3	葡萄	0.9
茄子	14.3	圣女果	7.6
胡萝卜	8.9	菠萝	0.9
白萝卜	7.5	梨	1.1
芥蓝	18.5	杧果	2.0
白菜	12.6	苹果	1.3
洋葱	3.5	杨桃	1.4
番茄	4.6	香蕉	1.2
空心菜	17.5	李子	4.2
西蓝花	24.0	枇杷	1.3
雪里蕻	24.4	木瓜	1.6
榨菜	10.2	草莓	21.0
花菜	24.9	石榴	0.8
西葫芦	7.2	樱桃	17.0
韭菜花	19.5	**其他**	
黑木耳（水发）	16.6	蜂蜜	1.2
水果类		瓜子	24.2
柠檬	3.4	葡萄干	5.4
桃子	1.3	桂圆干	8.6
西瓜	1.1	冬瓜糖	7.1
哈密瓜	4.0	**调味品**	
橙子	3.0	醋	1.5
橘子	2.2	高鲜味精	12.3
莲蓬	1.5	番茄酱	3.0

第二类 嘌呤含量为25~150毫克/100克

食物名称	嘌呤含量	食物名称	嘌呤含量
豆类		刀鱼	134.9
绿豆	75.1	鲍鱼	112.4
红小豆	53.2	乌贼	89.9
黑豆	137.4	河虾	137.7
花豆	57.0	蟹	81.6
菜豆	58.2	蚬子	114.0
豆腐	55.5	**蔬菜及菌藻类**	
豆干	66.5	油菜	30.2
豆浆	27.8	茼蒿	33.4
肉类		大葱	38.2
鸡腿肉	140.3	九层塔	33.9
鸡胸肉	137.4	豌豆	75.7
鸡心	125.0	四季豆	29.7
鸡胗	138.4	鲍鱼菇	26.7
鸭肉	138.4	海带	96.6
鸭心	146.9	笋干	53.6
鸭胗	137.4	金针菇	60.9
鸭肠	121.0	银耳	98.9
猪肉	132.6	鲜香菇	36.9
猪心	78.0	**其他**	
猪皮	69.8	薏米	25.0
猪腰	132.6	腰果	80.5
猪脑	83.0	核桃	25.0
猪肚	132.4	栗子	34.6
羊肉	111.5	莲子	40.9
牛肚	79.8	杏仁	31.7
牛肉	83.7	枸杞子	31.7
兔肉	107.5	黑芝麻	57.0
水产类		白芝麻	89.5
鳝鱼	92.8	花生	79.0
鳗鱼	113.1	**调味品**	
鲈鱼	70.0	酱油	25.0
草鱼	140.2	味噌	34.3
鲫鱼	137.1		

第三类 嘌呤含量 > 150毫克/100克

食物名称	嘌呤含量	食物名称	嘌呤含量
内脏类		秋刀鱼	355.4
鸡肝	293.5	鱼干	>1000.0
鸡肠	162.6	鳊鱼干	366.7
鸭肝	301.5	草虾	162.2
猪大肠	262.2	牡蛎	239.0
猪肺	434.0	蛤蜊	316.0
猪肝	229.1	蚌蛤	426.3
猪脾	270.6	干贝	390.0
牛肝	169.5		
水产类		蔬菜及菌藻类	
白鲳鱼	238.0	芦笋	>150.0
鲢鱼	202.4	紫菜	274.0
黄花鱼	180.1	香菇（干）	214.0
乌鱼	183.2	豆苗	500.0
鱿鱼	226.2	豆芽	166.0
凤尾鱼	363.0	其他	
白带鱼	391.6	浓肉汁	150.0~500.0
吻仔鱼	284.2	鸡汤	150.0~500.0
海鳗	159.5	酵母粉	559.1
三文鱼	250.0		

注：此部分数值为食物每100克可食部分的嘌呤含量。（仅供参考）

附录2：常见食物热量速查表

谷类和豆类

食物	热量（千卡）	食物	热量（千卡）
小麦粉(标准粉)	354.0	黄豆	359.0
小麦粉(富强粉)	350.0	黑豆	381.0
粳米	346.0	青豆	373.0
小米(小站稻米)	342.0	豆腐	81.0
糯米(江米)	348.0	北豆腐	98.0
玉米(鲜)	106.0	南豆腐	57.0
玉米面(黄)	339.0	内酯豆腐	49.0
小米	355.0	豆浆	14.0
薏米	357.0	腐竹(干)	459.0
红豆	309.0	豆腐干	140.0
芸豆(红)	314.0	素鸡	192.0
绿豆	316.0	烤麸	121.0

鱼、肉、蛋类

食物	热量（千卡）	食物	热量（千卡）
牛肉	125.0	鳝鱼	89.0
猪肉	331.0	鱿鱼	77.0
羊肉	118.0	甲鱼	197.0
兔肉	84.0	草鱼	112.0
鸡肉	166.0	鲤鱼	109.0
鸭肉	149.0	鲈鱼	100.0
鸡蛋	140.0	鲫鱼	91.0
鸭蛋	180.0	带鱼	127.0
鹌鹑蛋	97.0	鳕鱼	88.0
猪肝	143.0	牛奶	54.0
海参	71.0	酸奶	72.0
虾	93.0	奶酪(干酪)	328.0
蟹	95.0	奶油	879.0
蛤蜊	45.0		

菌藻类

食物	热量（千卡）	食物	热量（千卡）
草菇	23.0	银耳（干）	200.0
金针菇	26.0	海带（干）	77.0
黑木耳（干）	205.0	紫菜（干）	207.0
香菇	19.0		

蔬菜类

食物	热量（千卡）	食物	热量（千卡）
大白菜	13.0	冬瓜	8.0
小白菜	15.0	白萝卜	13.0
油菜	10.0	豇豆	30.0
菠菜	24.0	土豆	57.0
圆白菜	22.0	花菜	24.0
芹菜	11.0	韭菜	18.0
茄子	21.0	青椒	17.0
番茄	11.0	莲藕	42.0
黄瓜	15.0	黄豆芽	32.0
南瓜	22.0		

水果类

食物	热量（千卡）	食物	热量（千卡）
苹果	52.0	葡萄	43.0
梨	44.0	柑橘	51.0
桃	48.0	柚子	41.0
鲜枣	122.0	香蕉	91.0

注：此部分数值为食物每100克可食部分的热量。（仅供参考）

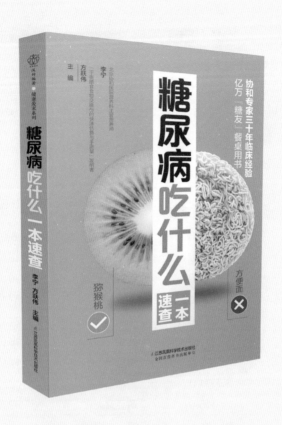

《糖尿病吃什么一本速查》

定价: 49.80元

　　北京协和医院糖尿病饮食调养方案大公开！83种降糖食物、166道控糖食谱、17种降血糖中药、不同热量一日三餐速查，吃对食物，不饿不晕，远离并发症！

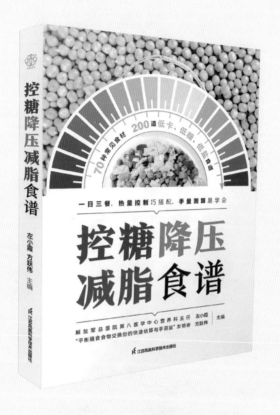

《控糖降压减脂食谱》

定价: 42.00元

　　三高人群健康带量食谱, 70多种食材, 200多道食谱, 热量、升糖指数、交换份……作者替读者计算好, 科学吃好一日三餐。每天吃出"一道彩虹", 心情好病情, 不反复。

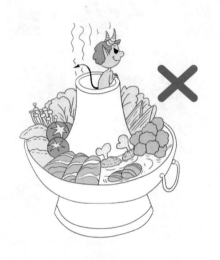